UNIVERSITÉ D'ALGER
FACULTE MIXTE DE MÉDECINE ET DE PHARMACIE D'ALGER

ANNÉE 1914 — N° 9

Les Médecins de l'Algérie au temps de la Conquête

Contribution à l'histoire de la Médecine Française en Afrique

THÈSE

POUR

LE DOCTORAT EN MÉDECINE

présentée et soutenue publiquement, le 14 Mai 1914

PAR

J.-B. VINCENT
Licencié ès-lettres (philosophie)
Ancien Externe des Hôpitaux de Paris
Né à Agon (Manche), le 17 Juin 1885

MEMBRES DU JURY :

MM. **CRESPIN**, Professeur d'hygiène et de médecine légale, *Président*.
CANGE, Professeur de clinique ophtalmologique.
Dr COLIN, Professeur d'arabe moderne à la Faculté des Lettres d'Alger.
LEBLANC, chargé des fonctions d'agrégé d'anatomie et physiologie.
Juges.

ALGER
F. MONTÉGUT, ÉDITEUR
12, Rue Charras (Carrefour de l'Agha)

1914

UNIVERSITÉ D'ALGER
[FA]CULTE MIXTE DE MÉDECINE ET DE PHARMACIE D'ALGER

ANNÉE 1914 — N° 9

[L]es Médecins de l'Algérie au temps de la Conquête

Contribution à l'histoire de la [M]édecine Française en Afrique

THÈSE

POUR

LE DOCTORAT EN MÉDECINE

présentée et soutenue publiquement, le 14 Mai 1914

PAR

J.-B. VINCENT
Licencié ès-lettres (philosophie)
Ancien Externe des Hôpitaux de Paris
Né à Agon (Manche), le 17 Juin 1885

MEMBRES DU JURY :

[M]M. **CRESPIN**, Professeur d'hygiène et de médecine légale, *Président.*
CANGE, Professeur de clinique ophtalmologique.
Dr **COLIN**, Professeur d'arabe moderne à la Faculté des Lettres d'Alger.
LEBLANC, chargé des fonctions d'agrégé d'anatomie et physiologie.
} *Juges.*

ALGER
F. MONTÉGUT, ÉDITEUR
12, Rue Charras (Carrefour de l'Agha)

1914

UNIVERSITÉ D'ALGER

FACULTÉ MIXTE DE MÉDECINE ET DE PHARMACIE

NOTA. — La Faculté n'entend donner aucune approbation ni improbation aux opinions émises dans les thèses; ces opinions doivent être considérées comme propres à leurs auteurs.

A MON MAITRE ET PRÉSIDENT DE THÈSE

Monsieur le Professeur CRESPIN

Professeur d'Hygiène et de Médecine légale

en témoignage de reconnaissance et d'affectueux dévouement

A MES JUGES

A MON MAITRE DE L'ÉCOLE DE CAEN
Monsieur le PROFESSEUR AUVRAY

A MES MAITRES DANS LES HOPITAUX DE PARIS
MM. les PROFESSEURS RECLUS, CHAUFFARD, WIDAL

Messieurs les PROF. AGRÉGÉS
BOURCY, L. FOURNIER, MOUCHEZ, GUINON

A LA MÉMOIRE
du PROF. AGRÉGÉ A. GUINARD

A MES MAITRES DE L'HOPITAL DE MUSTAPHA
MM. les PROFESSEURS J. ROUVIER, CRESPIN

A MES MAITRES
DES FACULTÉS DE PARIS ET D'ALGER

A MA FAMILLE

A MES AMIS

A LA MÉMOIRE
DES MÉDECINS DE L'ARMÉE D'AFRIQUE

INTRODUCTION

L'histoire médicale des premières années de l'occupation de l'Algérie est surtout faite de la lutte des médecins militaires français contre le paludisme, lutte longue, pénible, décourageante parfois, mais qui fut toujours patiente, tenace, ingénieuse. C'est cette lutte qu'il nous a paru intéressant de suivre depuis ses débuts jusqu'au jour où elle finit par assurer le recul du fléau et l'implantation de l'élément européen sur le sol de l'Afrique. Si le Paludisme n'est pas vaincu, lorsqu'aux environs de 1850, la conquête est virtuellement achevée, les efforts de la médecine ont mis du moins sur la voie d'une victoire définitive,

Dans la première partie de notre travail, nous essaierons de retracer un rapide tableau de l'état sanitaire de l'Algérie pendant la conquête, tandis que dans la seconde, nous indiquerons de quelles connaissances et de quelles doctrines nouvelles s'est enrichie dans le même temps, la science médicale.

D'autres, avant nous, ont apporté leur contribution à cette page d'histoire de la médecine française. Les médecins militaires Kelsch et Kiener (1), *dans leur*

(1) Kelsch et Kiener. — Traité des maladies des pays chauds, 1889.

beau « Traité des maladies des Pays chauds », ont esquissé à grands traits l'histoire du paludisme et de la dysenterie, et notre maître, le Professeur Crespin (1), a présenté plusieurs aperçus de l'œuvre des médecins algériens au cours de ses ouvrages sur le paludisme et sur la fièvre typhoïde. Il nous a semblé qu'il ne serait pas inutile d'essayer une mise au point de la question que ces auteurs n'ont pu traiter dans toute son ampleur. Nous nous sommes inspirés de leurs ouvrages, mais nous avons surtout étudié les travaux des médecins militaires algériens, dont un grand nombre ont été publiés dans le « Recueil de Mémoires de Médecine, de Chirurgie et de Pharmacie militaires », d'une lecture si pleine d'intérêt (2). Nous avons eu le désir de contribuer pour une modeste part à faire connaître une époque intéressante et trop ignorée de l'histoire de la médecine française; nous avons voulu appler l'attention publique sur des hommes auxquels va notre admiration et qui ont droit à la reconnaissance de l'Algérie.

---

(1) Crespin. — La fièvre typhoïde dans les pays chauds, Paris, 1901.

Crespin. — Précis du Paludisme, 1905.

Crespin. — Les doctrines des anciens médecins de l'Algérie. (Comptes rendus des Soc. savantes, 1905.)

(2) Recueil de Mémoires de médecine, de chirurgie et de pharmacie militaires, publiés sous la direction du Conseil de Santé.

PREMIÈRE PARTIE

Le Paludisme en Algérie

On a quelque peine aujourd'hui à se représenter quelle idée pouvaient se faire de l'Algérie en 1830 les Français qui allaient y débarquer.

Ce n'est pas sans émotion qu'ils devaient songer à cette Afrique mystérieuse, à cette « aride nourricière des lions », comme l'appelle Horace (1), à ce désert où vint mourir un roi, à cette côte hostile où se brisa la toute-puissance d'un Empereur (2). On avait été en Egypte sans doute, mais quelle différence dans les esprits entre l'Egypte et la Régence d'Alger ! L'une l'enfant gâtée de l'histoire, rappelait le souvenir de vingt-cinq siècles de civilisation pharaonique et alexandrine, l'autre, c'était la Libye presqu'aussi inconnue qu'au temps d'Hérodote, c'était la Barbarie des écumeurs de la Méditerranée, le foyer d'où parfois d'effrayantes épidémies se répandaient sur le

(1) Horace. — Carm. XII.

(2) Tesnière. — Relation médicale de l'expédition d'Alger, in Rec. de Mém. de Méd., Chir., et Pharm. mil., vol. XXXI, p. 84.

monde. Nourris de culture classique et d'histoire, les médecins militaires se disaient tout cela. Ils n'ignoraient pas combien leur tâche serait pénible et ils se sentaient à la hauteur des difficultés à vaincre. Plusieurs avaient acquis en Morée l'expérience des expéditions militaires et des endémies qui déciment les troupes; tous avaient été les élèves de cette illustre génération de médecins des armées napoléoniennes dont Larrey était le doyen vénérable. Riches de l'expérience que leurs maîtres avaient acquise en Russie, en Hollande, en Espagne, en Italie, en Egypte, ils apportaient en Algérie une solide culture médicale, un cœur résolu, la volonté de bien faire.

I. L'État sanitaire de l'Algérie

La tâche devait être plus difficile encore qu'ils ne l'avaient pensé. Déjà Alger leur était apparue comme une ville sale, à la population sordide et malsaine. Des maisons étroites et sans air, dont bon nombre tombaient en ruines, des rues tortueuses, sombres, humides, remplies de détritus, d'immondices, de cadavres d'animaux en putréfaction : tel était l'aspect de la ville à cette époque (1).

Si les côteaux de Mustapha étaient couverts de vergers et de blanches villas, dont le chirurgien-major Tesnière se plait à nous faire une poétique descrip-

(1) Antonini, Monard. — Lettre médicale, in Rec. de Mém. de Méd., de Chir. et Pharm. milit. vol. XXXIII, p. 219.

tion, le rivage était habité par une population clairsemée, d'aspect chétif et souffreteux.

Bientôt d'ailleurs les soldats français faisaient connaissance avec le mal et chaque jour voyait revenir à Alger ces lamentables cohortes de fiévreux qu'on évacuait de la Maison-Carrée et des postes d'avant-garde de la Mitidja. Dès lors était entamée la lutte des médecins militaires contre le Paludisme.

Etat de l'Algérie au moment de l'occupation

Avant de nous y arrêter, il nous faut continuer à examiner l'état des différentes villes de la Régence au moment où se produisit l'occupation française. Quelques médecins comme Gaudineau, Bertherand, Deleau, ont pris soin, dans leurs intéressantes monographies, de nous laisser des détails suggestifs sur la société algérienne de cette époque. C'est partout la même décadence : misère, ignorance, défaut d'hygiène, maladie, insouciance. Tel ce pays avait été décrit plus de cent ans auparavant, par le Dr Shaw (1), et tel ils l'ont retrouvé. Il était même plus misérable encore s'il est possible qu'au XVIIe siècle : les épidémies, la mortalité infantile, le paludisme, enfin, la guerre contre les Français, avaient dépeuplé les villes.

A Blida (2), le tremblement de terre de 1825 a renversé plus du tiers des maisons, fait plus d'un millier de victimes. La peste de 1816 a tué 12.000 personnes en l'espace de quelques mois. Des passages de saute-

---

(1) Shaw. — Voyage dans la Régence d'Alger, trad. Mac Carthy, Paris 1830.

(2) Finot. — In Rec. de Mém, etc., vol. LVI.

relles ont ravagé les vergers. Le bombardement de la ville en 1840 a achevé à peu près sa ruine.

Aussi Blida, dont la population descendant des Maures d'Espagne, avait été si prospère et si industrieuse, et qui, d'après Shaw, comptait en 1710 vingt mille habitants, n'en comptait-elle plus que 5.000 en 1830 et que 2.500 quand les Français y furent installés (1). En 1842, Finot l'évalue à 5.000 environ. Il meurt à Blida, dit-il, 1 sur 13,5 Musulmans, alors que la mortalité des Européens n'est que de 1 sur 15, et que celle de France est de 1 sur 41. Il en attribue la cause à l'incurie, au manque d'hygiène, aux maladies du poumon (2), mais avant tout aux fièvres périodiques. Contrairement à l'opinion d'un certain nombre qui croient à l'immunité relative des Indigènes, il affirme qu'ils sont plus fréquemment atteints de paludisme que les Européens : sur 98 indigènes civils qu'il a visités en ville, il a trouvé 64 fiévreux.

De même, à Philippeville, Gaudineau (3) note que la population n'augmente plus depuis longtemps, que beaucoup d'enfants meurent en bas âge. Il signale la très grande fréquence des maladies de peau, syphilis, lèpres, ulcères, ophthalmies et fièvres intermittentes, qui déciment les Indigènes. Les tebibs ne savent opposer à ces maux que beaucoup de dévouement et encore plus d'ignorance. La ville de Bône est complètement abandonnée de ses habitants quand les Français

---

(1) Bertherand (in. Rec. de Mém. de Méd., Chir. et Pharm. milit., vol. LII, p. 164).

(2) Finot. — Les Arabes meurent par le poumon, bien plus fréquemment que les Européens, p. 27.

(3) Gaudineau. — Rec. de Mém. de Méd., de Chir. et de Pharm. milit., vol. LII, p. 212.

y arrivent. Les rues sont infectes, les terrasses crevées, les maisons croulantes. Les attaques et les pillages répétés des Kabyles et des Bédouins ont amené ce résultat.

Mais nous devons au chirurgien militaire Deleau (1), dans sa description de Constantine, le tableau le plus frappant de tous. Il constate que les Berbères sont un peuple en pleine décadence physique, intellectuelle, morale, sociale. Ils sont ravagés par des maladies terribles, scrofule, syphilis, lèpre, fièvres endémiques, contre lesquelles ils n'essaient même pas de réagir et qui finissent par étioler la race. La grande tradition des médecins du Moyen-Age est ensevelie sous les ruines de la civilisation arabe : les tebibs ne sont que des sorciers ridicules qui, à part le cautère actuel,, la saignée et quelques simples sans intérêt, ne connaissent d'autres remèdes que les charmes des amulettes (2).

Les observations si intéressantes de Deleau sur les Algériens, leurs mœurs, leurs tares, leurs maladies et leurs médecins, concordent d'ailleurs avec celles de Shaw, qui les a visités plus d'un siècle avant lui.

Nous pouvons donc admettre comme une conséquence de leur état social ce qu'en dit notre auteur : « Aucun peuple, à population égale, ne présente un

---

(1) Deleau. — Rec. de Mém. de Méd., Chir. et de Pharm. milit., vol. LII, p. 230.

(2) Encore la cautérisation n'est-elle dans leur esprit qu'une action magique, si l'on en croit Doutté : « Magie et Religion dans l'Afrique du Nord », Alger 1909, ch. I, p. 36.

Il est d'ailleurs probable qu'il en est de même de la saignée.

si grand nombre d'infirmes et de malades que les Arabes (p. 237) ».

Pour qui lit les relations de ces médecins, il est bien évident que la plupart de ces malades sont des paludéens. Même si l'on se refuse à admettre avec Finot qu'ils sont plus fréquemment frappés par le paludisme que les Européens non acclimatés, il faut reconnaître que, surtout dans les campagnes et les contrées marécageuses, la majorité de la population devait en avoir subi plus ou moins les atteintes. C'est un peuple qui, selon l'expression de Finot, « vit avec la fièvre ».

Les ravages du Paludisme parmi les troupes et les colons

Les troupes françaises, puis les colons européens vont à leur tour payer à la fièvre un lourd tribut. Déjà nous avons vu les premiers malades refluer sur les hôpitaux et ambulances d'Alger. La ferme-modèle, la Maison-Carrée, abritées des vents frais du Nord par les collines, exposées au contraire aux vents d'Ouest et de Sud, qui passent sur les marécages de la Mitidja, deviennent vite des foyers d'infection. La Mitidja apparaît dès les premiers temps comme le gros obstacle à la pénétration, elle ne tarde pas à remplir les hôpitaux d'Alger. Les fièvres, qu'elles soient remittentes, subintrantes, intermittentes, sont de beaucoup les maladies les plus nombreuses : 1.204 sur 1.876 malades entrés à l'hôpital d'avril à octobre (1831). Ce sont elles aussi qui fournissent la plus forte mortalité : il meurt 1 fiévreux sur 16, tandis que pour les maladies aiguës, il meurt un malade sur

41. Enfin, les deux tiers des décès en général sont le fait du paludisme.

Parmi les malheureux colons qui, à la suite de l'armée, se sont aventurés sur cette terre inhospitalière, la mortalité est plus élevée encore, elle atteint presque le chiffre de 30 pour 100 (1). Qui pourrait oublier en Algérie les hécatombes du Fondouk et de Boufarik ? Les habitants de cette dernière meurent dans de telles proportions, que Beaudicour pourra écrire : « En moins de trois ans s'est éteinte toute la génération des premiers colons de cette ville ».

Bertherand, en 1842, déclare qu'à Blida les fièvres sont plus rares et plus rarement pernicieuses qu'ailleurs, et pourtant il note qu'en juillet et août, lors de la construction de la route de Médéa, 1.050 hommes, sur un effectif de 1.700, entrèrent à l'hôpital en six semaines (2). Finot, à la même époque, constate que, sur 100 entrants à l'hôpital, 85 sont atteints d'affections endémo-épidémiques, c'est-à-dire fièvres périodiques, diarrhées et dysenterie. Ce sont surtout des quotidiennes. Les pernicieuses ne sont pas rares. Les fièvres de première invasion diminuent en automne pour faire place plutôt aux complications; en hiver on observe des récidives.

La population civile de Blida n'est pas plus épargnée que les troupes. Finot évalue les Européens à 1.600. Sur ce nombre, 790 sont hospitalisés en 1842, 603 sont des fiévreux. Il y a donc un fiévreux entrant à l'hôpital pour 2,66 habitants. Nous avons vu que

---

(1) Antonini, Monard. — Lettre Méd. in Rec. de Mém. de Méd., Chir. et de Pharm. milit., vol. XXXIII, p. 203.

(2) Bertherand, in Rec. de Mém., etc..., vol. LII, p. 165.

pour les Indigènes civils, il constate une proportion encore plus grande. On ne peut objecter qu'il devait y avoir sur ce nombre des fièvres autres que des paludéennes, car Finot, dans ses statistiques, distingue nettement les typhoïdes des fièvres de malaria.

A Miliana, si nous en croyons Brugière (1), le paludisme n'a pas non plus épargné la garnison. En 1842,, sur 1.730 maladies soignées pendant les mois d'été, 897 sont des fièvres d'accès. Elles paraissent plus rares qu'à Blida, puisque leur proportion n'est plus que de 50 pour cent. Mais cela tient à la fréquence des diarrhées et des dysenteries. qui, à Miliana, rivalisent avec le paludisme, si bien qu'en quatre mois, sur une garnison de 1.200 hommes, on compte 676 décès !

Mais c'est à Bône surtout que se joue le drame (2). Les Français y étaient arrivés en avril, mai et juin 1832. Ils avaient trouvé la ville désertée de ses habitants et ruinée en partie. Les vastes marécages de la Boudjima et de la Seybouse, l'entouraient sur trois côtés.

Pourtant tout alla bien d'abord. Le 55e de ligne avait laissé à Toulon ceux de ses hommes qui n'étaient pas abrolument valides, et le 16 juin, il n'y avait à l'hôpital que vingt-six malades sur une garnison de 820 soldats.

En juillet les chaleurs commencèrent, avec elles les maladies. Plus la chaleur augmentait, plus les intermittentes étaient nombreuses et avaient tendance à

---

(1) Brugière. — Notice méd. sur Miliana, Rec. Mém, etc..., vol. LVI.

(2) Cf. Huet. — Hist. méd. du 55e de ligne, in Rec. de Mém., etc., vol. XXXV, p. 92.

se transformer en pernicieuses et en continues. Du 15 mai au 30 octobre, sur un effectif de 2.788 hommes, on compte 1.626 entrées à l'hôptial et un décès sur 11,5 malades. Du 1er au 21 novembre, il y a 900 entrées, et le 18 décembre, 1.409 fièvreux sont à l'hôpital. Les accès pernicieux se multiplient, des malades sont emportés en quelques heures; en 12 jours, il se produit 67 décès! L'été suivant, le désastre est plus grand encore. Hutin, qui fut médecin de l'hôpital en ces tristes journées, nous apprend que du 1er juin au 30 septembre, il entre plus de 4.000 malades sur une garnison de 5.500 hommes (1), et la mortalité pour l'année s'élève, au dire de Maillot, à un mort sur 3,5 sortants (2)!

Qu'on se figure le sort des malheureux soldats pendant cet été de 1833. Tous sont la proie de la « fièvre chaude », tous portent en eux le « gâteau de la fièvre ». Ils sont pâles, affaiblis, prostrés. La plupart gisent dans ces baraques qu'on a dû édifier en hâte un peu partout. Les plus valides logent dans des maisons ruinées, étroites, envahies par les rats et dans les quatre ou cinq postes avancés qu'il faut conserver au milieu de la plaine pour prévenir les surprises de l'ennemi. Pendant la journée, la chaleur est accablante, le siroco dessèche les poitrines, amollit les nerfs. L'acqueduc a été coupé par les Bédouins et le soldat n'a plus, pour se désaltérer, que l'eau saumâtre et infecte des citernes; en boire, c'est risquer la mort. Il avale l'alcool et l'absinthe, car il faut secouer sa fai-

(1) Hutin. — L'épid. de Bône en 1833, in Gaz. méd. de l'Algérie, 1882, n°s 11 à 17.

(2) Maillot. — Recherch. sur les fièvr. intermit. du Nord de l'Afrique, in Rec. de Mém., etc..., vol. XXXVIII, 1835.

blesse, aller aux foins à deux lieues des murs, avoir l'œil sur tout ce qui peut cacher un ennemi insaisissable et toujours à l'affût. Un autre cercle, plus terrible encore que celui des Berbères, enserre la ville : ce sont les marais d'où à la tombée du jour, montent ces vapeurs pestilentielles qui flottent comme des linceuls. La nuit, au lieu d'apporter le calme aux corps et aux esprits, ajoute ses fantasmagories aux horreurs de la journée : d'immenses incendies allumés par les Bédouins, embrasent les collines; on dirait, rapporte Huet, des volcans en éruption, des villes entières en flammes. Puis ce sont les miaulements sinistres des chacals, chassés par le feu, attirés par la mort. Ah ! de quelle ardeur ils devaient aspirer après le retour au pays, ces jeunes hommes qui étaient partis dans un rêve de gloire peut-être pour s'en venir mourir ainsi de faiblesse et de fièvre, en ce coin marécageux d'Afrique !

Partout donc, à Alger, à Blida, à Bône, à Philippeville, à Constantine, partout où vont les troupes, c'est la fièvre, le découragement, la mort. La province d'Oran est plus épargnée, semble-t-il, le paludisme y est rare : Marseilhan et Soucelyer, sur 544 décès, ne comptent que 7 fiévreux (1). En revanche, les diarrées et la dysenterie ont fait de l'Oranie leur pays d'élection, car il ne sera pas dit qu'une parcelle de cette terre sera soustraite aux influences morbifiques !

Aussi, Casimir Broussais (2), peut-il écrire en 1846 que 97 pour 100 de l'effectif de l'Algérie a subi les atteintes des affections endémo-épidémiques, dysen-

(1) Marseilhan et Soucelyer. — Maladies observées à Oran, in Rec. de Mém., etc..., vol. LII, 1842.

(2) Casimir Broussais. — Rec. de Mém, etc..., vol. LX.

terie et surtout fièvres intermittentes avec toutes leurs séquelles. Le chiffre de la mortalité générale par maladie, pour toute l'armée d'Afrique, s'élevait, en 1840, à 143 hommes pour 1.000. Mais il est difficile de fixer exactement ce chiffre, car il faut tenir compte du fait que bon nombre des plus atteints sont évacués sur la France, où quelques-uns guérissent sans doute, mais où combien d'autres n'arrivent que pour mourir ou déjà morts. A Bône, par exemple, le nombre des évacués dépasse celui des décédés. Ceux que la maladie n'a pas tués encore sont anémiés, malingres, neurasthéniques. Le désespoir s'empare du cœur des hommes, beaucoup vont d'eux-mêmes au devant de la mort (1) ; le doute s'empare de l'esprit des chefs : on envisage l'abandon de la nouvelle conquête. Qui pourrait rendre toute l'horreur du drame des débuts de notre installation en Algérie ? Qui pourrait dire sur combien de milliers de cadavres s'est édifiée la prospérité de la doyenne de nos colonies d'Afrique ?

II. Les Médecins d'Algérie contre le Paludisme

Si terribles qu'elles soient, toutes ces catastrophes n'arriveront pas à ébranler le courage des médecins militaires de l'Algérie. Dès le début, ils opposent au fléau une activité et un dévouement sans bornes. Il

(1) Sur la fréquence des suicides, cf. Tesnière, Huet, Antonini, C. Broussais, Guyon, etc., in Rec. de Mém. etc.

faut lire leurs mémoires pour comprendre de quel sang-froid ils ont besoin pour triompher des difficultés de leur tâche. Qu'ils accompagnent les colonnes expéditionnaires ou qu'ils soient attachés aux hôpitaux des villes, toujours la même pénurie de ressources gêne leurs efforts. Ici c'est l'eau, ce sont les médicaments, les véhicules qui manquent, là, il faut organiser une installation de fortune dans un local étroit, obscur, humide, infect. Il faut coucher les malades sur des couvertures, étendues dans la poussière ou dans la boue, faute de lits. Lors de l'expédition d'Alger, le matériel médical ne peut être débarqué par suite du gros temps, et cependant les premiers blessés affluent (1). A Bône, si Huet donne si peu de quinine à ses malades, ce n'est pas seulement par système, mais c'est aussi que « la nécessité l'a forcé à se restreindre », sous peine d'en manquer. On ne saurait s'en étonner, d'ailleurs, si l'on songe que le sulfate de quinine était, à cette époque, un produit de luxe qui valait, en France, 25 francs l'once (2). Comme le dit Antonini, « le courage et le dévouement se transportent plus facilement en Afrique que les ressources ». Cependant, la nécessité est là qui presse. L'Algérie est une école d'énergie et d'ingéniosité pour le médecin : il doit apporter au soulagement de ses malades tout son cœur, comme tout son savoir.

Pendant des années, il a fallu lutter ainsi, pied à pied, avec le terrible adversaire. Il a fallu organiser les services, observer les malades, étudier les formes, rechercher les causes, se prodiguer sans relâche. On

(1) Tesnière, *loc. cit.*

(2) L'once = 30 gr. 59.

a fini par se rendre compte que, dans ce long combat, plus encore que la thérapeutique, la bonne installation et l'hygiène étaient les armes les meilleures. A Bône, on a réparé les citernes, amené de l'eau excellente et très abondante par des canalisations ; tous les établissements militaires et les places publiques ont été pourvus de fontaines; on a créé un égout collecteur et un grand réservoir au point le plus élevé de la ville. Blida, Philippeville, Oran, se sont assainies de même et transformées par la création de quartiers européens. Partout les précaires baraques en bois, les mosquées qui servaient d'abri aux malades, sont remplacées par des hôpitaux construits en pierres. A Constantine, on en ouvre un en 1841, pour 960 lits, à Bône, il en existe un autre pour 750 malades et contenant 471 lits en fer, toutes les fournitures complètes, comme dans les mieux installés de France. Celui de Miliana est cité par Brugière, en 1842, comme un hôpital modèle. En 1841, 1.100 lits en fer environ sont dans les hôpitaux d'Algérie, et en 1850, nos établissements sont tous pourvus des ressources indispensables, et les villes algériennes commencent à se transformer au point de ressembler parfois à celles de France.

La conséquence de tous ces progrès matériels est le recul de l'ennemi, que la médecine française est venue combattre : la morbidité et la mortalité par paludisme sont en décroissance dans les villes de la Colonie. Si nous comparons les statistiques, nous constatons un progrès assez irrégulier, mais très sensible. Parmi la population civile, il mourait :

en 1831, enfants : 344 sur 1.000.
en 1833, adultes : 140 sur 1.000.

En 1846, la proportion n'est plus que de :
enfants : 97,8 sur 1.000..
adultes : 44.72 sur 1.000.

Sans doute, la mortalité est bien plus élevée qu'en France (23,6 sur 1.000), et le chiffre des décès l'emporte sur celui des naissances; sans doute, elle est plus grande encore dans l'armée que parmi les civils (60 pour 1.000 (1); mais il faut tenir compte du fait que le champ des opérations s'étend sans cesse. que le pays se peuple de colons, que la prise de possession des campagnes par les soldats et la mise en valeur du sol par les colons, exposent davantage les uns et les autres au danger de l'infection. D'autre part, Boudin, ce grand contempteur de l'acclimatement en Algérie, doit reconnaître lui-même que, parmi les Européens, la proportion des mariages et deux fois plus élevée que dans n'importe quelle partie de l'Europe. et que la proportion des naissances au chiffre de la population, est plus forte qu'en France. C'est d'un heureux présage pour l'avenir (2).

On admet enfin officiellement que « le climat de l'Algérie est sain » et que « les épidémies désastreuses tiennent à des causes dont on peut se rendre maître par l'assainissement (3) ». Foley et Martin écrivent en 1846 : « Il faut coloniser immédiatement et aussi largement que possible (4) ».

---

(1) Casimir Broussais. — Notice sur Clim et malad. de l'Algérie, in Rec. Mém. etc., vol. LX, 1846.

(2) Boudin. — Lettres sur l'Algérie, lett. I, in Gaz. méd. de Paris.

(3) Rec. de Mém. etc., vol. LVI, premières lignes.

(4) Foley et Martin. — « De l'acclimatement et de la colonisation en Algérie ».

C'est que l'opiniatreté et le savoir des praticiens algériens ont définitivement triomphé : les plus longs espoirs sont maintenant permis. Boudin est le seul à rester sceptique. L'optimisme général se traduit dans ces lignes, écrites par Haspel en 1850, et qui devaient être prophétiques : « Peut-être se trouvera-t-on réduit dans quelques années à chercher dans les travaux des premiers médecins, des maladies qui seront devenues rares lorsque la culture aura fait son œuvre (1) ».

III. Les mémoires des Médecins militaires

Si absorbante et si pénible fût-elle, cette lutte quotidienne ne devait pas suffire à l'activité des médecins de l'armée d'Afrique. N'est-il pas étonnant que, malgré les épidémies, les expéditions militaires, malgré les préoccupations et les rudes labeurs, ils aient encore trouvé le temps et les forces d'écrire cette admirable série de mémoires que publiait le Conseil de Santé, et qui constitue aujourd'hui un des monuments les plus précieux, aussi bien pour l'historien que pour le médecin ?

C'étaient des gens d'une singulère culture intellectuelle et morale que ceux qui ont signé ces pages de style élégant et de haute pensée : ils s'y sont révélés, autant que praticiens et savants, philosophes et poètes. Tesnière surtout, Tesnière à qui l'on doit la pre-

(1) Cité par Kelsch et Kiener.

mière relation médicale de l'expédition d'Alger, conte avec une grâce qui fait songer à l'Anabase de Xénophon, tandis que certaines de ses descriptions de paysages rappellent le charme du Télémaque.

C'est ainsi qu'il leur arrive, tout en relatant le Vrai, de créer, de la Beauté, parce qu'ils savent qu'il en est de l'effort de pensée comme de tout effort : il faut, pour qu'il ait sa pleine valeur, qu'il s'exprime harmonieusement. En cela, ils sont de la lignée des grands savants classiques, ce sont les dignes fils du divin Hippocrate. Pénétrés de culture antique, fidèles à la tradition, ils sont épris de connaissances générales, de conscience et de beauté formelle. Ce sont des intelligences attentives, curieuses, tourmentées du désir de connaître et de comprendre. Nous les voyons s'intéresser avec compétence au climat, aux productions du sol, à la nature et au chimisme des eaux, à la constitution géologique et à l'aspect géographique des pays qu'ils parcourent. Au hasard des rencontres, ils font de l'archéologie, de l'ethnographie, de l'histoire. Certains même, préoccupés déjà de l'avenir économique de la nouvelle colonie, étudient les richesses naturelles qu'elle renferme, la valeur commerciale ou industrielle de ses produits (1).

Mais ce n'est pas seulement des observations sur la société indigène, des renseignements sur l'histoire médicale de l'armée, et des études de science générale qu'il faut chercher dans ces écrits, c'est aussi cette foule de notions et de doctrines que des esprits clairvoyants ont su dégager de l'expérience clinique.

(1) Cf. les belles études de Guyon, surtout page 202 du vol. XLVIII du Rec., les recherches de Pallas, vol. XXXVIII, LII, LV, LVI, etc.

Certes, il ne faudrait pas leur demander des théories systématiques et longuement mûries : ce ne sont souvent que de simples notes prises au jour le jour sur le champ de bataille des médecins; la plupart des auteurs ne se proposent guère que de décrire les faits qu'ils ont observés et la conduite qu'ils ont tenue. « Que pourrait faire, s'écrie l'un d'eux, le praticien d'Afrique surchargé de malades, dont un labeur de tous les jours enchaîne et affaisse l'intelligence et qui a souvent tant de peine à suffire aux exigences matérielles du service ? Privé de livres, d'instruments, exposé à l'action d'un climat énervant, il aura accompli sa noble et silencieuse mission quand il aura dépensé tout ce qu'il a d'âme et d'activité, dans les longues et patientes visites qu'exigent, et le nombre quelquefois si élevé, et l'urgente gravité des maladies de l'armée; heureux, trop heureux, si, après quelques années d'épreuves, il se trouve encore de temps à autre assez de force ou de volonté pour recueillir ça et là quelques faits utiles à la science ! (1) ».

Ces premières études ont donc surtout le mérite comme le disent Kelsch et Kiener, d'avair été écrites sous l'impression immédiate des faits, elles ont un caractère de témoignages authentiques.

Cependant quelques-uns de ces mémoires, cessant d'être uniquement descriptifs, ont un intérêt plus haut : éveillées par l'observation clinique, des conceptions originales s'y font jour; nous y trouvons, éparses au milieu des faits et des chiffres, des idées qui sont comme des jalons posés pour les œuvres futures. Nous avons essayé, dans la seconde partie de

(1) Finot, *loc. cit.*, p. 5.

notre travail, de montrer l'évolution qui s'est produite dans les esprits à la lumière des faits, et de dégager les doctrines indiquées dans les mémoires ou systématisées dans les œuvres plus considérables.

DEUXIÈME PARTIE

Les Etudes et les Doctrines des Médecins algériens

Il serait impossible d'examiner les idées des médecins sur le Paludisme pendant la période de conquête, sans toucher à l'histoire des autres affections qui s'observaient à la même époque en Algérie, dysenterie et fièvre typhoïde, parce qu'on les distinguait mal des accidents paludéens. La confusion qui régnait alors dans les esprits ne s'est que laborieusement dissipée. Il a fallu se débarrasser des théories de l'enseignement officiel, renouer la tradition des études étiologiques qu'on avait abandonnées depuis Broussais et instaurer ainsi cette école de médecins et d'hygiénistes algériens dont les efforts devaient aboutir à la transformation du pays. Nous pouvons donc distinguer deux périodes dans l'histoire médicale de cette époque : la première, où se manifeste d'abord l'influence des idées broussaisiennes, mais où, presqu'aussitôt s'affirme une réaction contre elles; la seconde, où les esprits reviennent aux recherches d'étiologie. Elles ont pour résultat la fixation de la thérapeutique du paludisme, la reconnaissance de sa spécificité, et la conception d'une prophylaxie qui fera reculer le fléau en même temps qu'elle servira l'œuvre de la colonisation.

CHAPITRE I

Période d'études cliniques et thérapeutiques

1° Le Broussaisisme.

Les doctrines de J. Broussais avaient, en 1830, une influence dominante et les médecins qui allaient partir pour l'Afrique avec l'armée, étaient les élèves de l'illustre fondateur de la médecine physiologique. Ils avaient une vénération pour leur maître, et une foi en ses idées, qui ne s'expliquent que si l'on sait l'énergie de son caractère, l'autorité de son esprit, l'éclat de sa parole, l'ardeur de ses polémiques. C'était un manieur d'hommes autant qu'un remueur d'idées. Par la force de sa conviction, par son âpreté de lutteur, il avait réussi à faire partager à toute cette génération de médecins militaires son enthousiasme de prophète de la nouvelle médecine : il était pour eux un second Hippocrate.

Avec lui, ils pensaient que ce qui joue le premier rôle dans les maladies et ce qu'il faut étudier surtout, c'est la lésion organique. On doit s'intéresser non pas seulement aux signes cliniques du mal,, mais au mal lui-même, observé au sein des tissus. Cette idée devait amener une confusion nouvelle dans l'étude des pyrexies en renversant la notion de spécificité morbide à laquelle était arrivé le XVIIIe siècle. Torti,dès 1712, avait, en effet, différencié les fièvres paludéennes, grâce à l'usage du quinquina et plus tard, Pringle avait nettement isolé les trois grandes pyrexies européennes : typhus, fièvre typhoïde et paludisme.

Ce sont là, pour Broussais et ses élèves, des erreurs de « vitalistes ». Aux recherches étiologiques, aux différenciations cliniques, ils substituent la pathologie des organes. On parle alors un langage tout nouveau, qui confond les genres sous des noms tels que gastro-entérite, gastro-colite, gastro-céphalite, etc...

Pour ce qui est de la pathologie des fièvres, ce point de vue amène les broussaisiens à se préoccuper surtout des troubles nerveux et des phlegmasies des viscères qui en sont, selon eux, la cause. Dans les intermittentes, ils considèrent que les phénomènes nerveux sont dominants et expliquent par leur influence, s'ajoutant à celle des phlogoses, la fièvre et sa périodicité. Elles sont dues, selon Broussais, « à l'inflammation de la membrane interne du canal digestif irritant vivement l'appareil cérébro-spinal (1) ».

Que faire, dès lors, sinon combattre par des moyens appropriés, et la « phlogose » et la « névrose »? Contre la première,ils ont la méthode antiphlogistique,qui, par des saignées générales et locales, par la révulsion et la diète, doit amener la décongestion des organes.

(1) J. Broussais. — Examen des doctrines médicales, éd. 1829, vol. III.

Contre la seconde, ils emploient le sulfate de quinine qu'ils considèrent comme un « stimulant » appelé à lutter contre la dépression nerveuse.

La quinine est, par-là même, une sorte d'antagoniste de la méthode antiphlogistique : administrée trop tôt, au fort des phénomènes inflammatoires, ou encore avec trop de libéralité, elle produit des accidents phlegmasiques et ne peut qu'aggraver le mal. Et que ferait en effet la quinine, médicament stimulant, dans une gastrite, sinon qu'irriter davantage l'estomac? Même si le médicament est administré en dehors des accès, il faut toujours craindre qu'il ne produise des « gastrites et gastro-entérites, même typhoïdes (1) ». Aussi, ne le donnera-t-on que pendans les intermittences et à très petites doses. Encore sera-t-il nécessaire de préparer le canal digestif par une ou quelques saignées préalables, car « une foule d'organes stimulés supportent les stimulants lorsque le stimulus a été diminué par les antiphlogistiques ». Tel est le jargon de l'école (2).

Enfin, si la fièvre est continue, dénotant ainsi un état d'irritation permanente, le quinquina doit même être proscrit complètement.

Il reste pour ces cas la seconde arme thérapeutique, arme terrible dans les mains des fanatiques de la doctrine : la méthode antiphlogistique. Il n'est aucune maladie où les évacuations sanguines, où la diète soient d'une efficacité aussi grande que dans ces con-

(1) J. Broussais : cours de Pathologie et de Thérapeut. générales, t. IV, p. 456-57.

(2) J. Broussais : cours de Pat. et de Th. gén.

Bailly, Traité anatomo-pathol. des fièvers interm. simples et pernicieuses, 1825.

tinues. A les en croire, la méthode est non seulement bienfaisante, mais elle opère des résurrections ! Elle prépare merveilleusement à l'emploi de la quinine dont elle assure le succès; souvent elle se passe de la drogue, et, toute seule, elle triomphe du mal.

Le broussaisisme en Algérie. — Tels sont les enseignements qui se donnent au Val-de-Grâce, et dans les travaux de Bailly, tel est le langage doctrinal que les médecins militaires importent en Algérie.

Dès les premiers temps, on est si frappé du nombre considérable des maladies fébriles, la confusion dans les esprits est telle, qu'on range toutes les fièvres sous le nom d'affections endémo-épidémiques, en ne les différenciant que d'après les fameuses lésions anatomiques décrites par tous les auteurs, avec luxe de détails, et qui ne sont souvent que le fait de la cachexie ou de phénomènes agoniques.

Antonini et les frères Monard (1), qui, pourtant, ne sont pas de purs broussaisiens, se réclament de Broussais et voient dans le trouble du système nerveux, l'élément essentiel de la fièvre. Elle revêt un caractère périodique, selon eux, par suite de la périodicité que présente toujours ce système, même dans son fonctionnement normal, et c'est l'asthénie nerveuse qui est la cause des troubles circulatoires, d'après lesquels ils distinguent : 1° les gastro-entérites, gastro-céphalites (accès à symptômes céphalalgiques) et entérocolites, ces formes constituant les fièvres périodiques simples; 2° les fièvres à symptômes cholériques et les

(1) Antonini, Monard. — Considér. génér. sur fièvres interm. à Alger en 1832-33, in Rec. de Mém., etc., vol. XXXV. 1833.

encéphalites, qui sont des périodiques pernicieuses. Ils considèrent la quinine comme un stimulant qu'il faut opposer à l'insuffisance de l'innervation périphérique, et contre les phlegmasies, ils invoquent les antiphlogistiques. Dans la pratique, ils corrigent sans doute ces vue théoriques, mais ils n'en sont pas moins tout pénétrés de l'enseignement broussaisien.

S'il en est ainsi d'esprits aussi originaux, que sera-ce des disciples fidèles à la Doctrine ? Tesnière, Huet de Bône, parlent le langage de l'Ecole, et tous le parlent dans les débuts. Il en résulte le plus grand désordre dans les idées sur les fièvres algériennes, en même temps que de singuliers procédés thérapeutiques.

Confusion des affections algériennes. — Il faut en effet imputer à la classification broussaisienne, fondée sur l'anatomo-pathologie, l'erreur que commirent souvent les premiers médecins algériens en confondant les fièvres de malaria avec l'ancienne fièvre essentielle de Pinel, la typhoïde. Il n'ont fait que rarement mention de celle-ci, et c'est d'autant plus singulier que nous la voyons aujourd'hui très commune en Afrique. La même confusion était faite aussi pour la dysenterie et ses complications hépatiques : Toutes ces espèces nosologiques rentraient dans le cadre général des fièvres endémo-épidémiques. Les formes qu'Antonini et les Monard par exemple appellent entéro-colites, ne sont autre chose que des dysenteries. Léonard, de Toulon, autopsiant des fiévreux évacués de Bône, et qui avaient été soignés par la quinine, signale l'inflammation des follicules lymphatiques de l'intestin grêle, surtout au voisinage de la valvule iléo-cæcale (1). Ne voilà-t-il pas des typhoïdes et des dysenteries méconnues ? L'erreur était tellement enracinée dans les esprits, qu'en 1836 Maillot, en 1846 Casimir Broussais, méconnaissent encore la fièvre typhoïde et que, pendant longtemps, il se trouve des gens pour soutenir qu'elle est presque inexistante en Algérie. Armand écrit, en 1854, que là où le médecin nouvel arrivant rencontre tous les symptômes de la gastro-entérite typhoïde, le praticien judicieux qui a l'expérience de l'Algérie, ne voit que des fièvres rémittentes (2).

Les théories broussaisiennes ne sont pas, d'ailleurs, les seules causes de cette confusion. Elle paraît due, pour une part, à ce que la fièvre typhoïde présente souvent en Algérie le type rémittent et à ce qu'elle s'accompagne parfois de symptômes hépatiques et bilieux. C'est ainsi que le Professeur Crespin, qui a eu le mérite de révéler ces faits, pense que les affections observées par Guyon à Ma-Allah sous le nom de « rémittentes bilieuses des pays chauds », n'étaient autres que des fièvres typhoïdes de type spécial (3).

La thérapeutique broussaisienne en Algérie. — Les procédés de thérapeutique qu'emploient en Algérie

---

(1) Léonard. — Résumé histor. des fièvres de malades rapatriés de Bône, in Rec. de Mém. etc., vol. XXXV, 1833.

(2) Armand, cité par Crespin, in Doctrines des anc. méd. de l'Algérie, p. 9.

(3) Crespin. — La fièvre typhoïde dans les pays chauds, p. 117.

Guyon. — In Rec. de Mém. etc., vol. XLVIII, 1840, p. 219.

Cf. aussi : Crespin, Déterminat. hépat. de la fièvre typhoïde en Algérie (Gaz. des hôpit., déc. 1897).

les élèves de Broussais, s'inspirent également de la doctrine physiologique. En 1830, Tesnière, débarquant avec le corps expéditionnaire, ne donne le sulfate de quinine que pendant les rémissions, quand toute trace d'inflammation a disparu, c'est-à-dire quand la langue est redevenue large et humide et qu'il n'y a plus de point douloureux dans l'abdomen (1). Huet, à Bône, en 1832-33, est très économe de quinine : il en donne de 4 à 6 grains, c'est-à-dire de 20 à 30 centigr., par fraction de deux grains pendant l'intermission (2). Bertherand, puis Gaudineau, en 1842, sont encore partisans des petites doses. Pour administrer le médicament, Huet attend parfois le 7e ou 8e accès. « Plus on retardait la quinine, dit-il, plus le succès était certain, plus on détruisait les chances de récidives, p. 92) ». Il a bien soin de ne la donner que pendant les rémittences. Quand elles ne sont pas suffisamment marquées, il « n'a pas le temps d'agir », il ne donne rien p. 125). Il est remarquable que dans une épidémie aussi grave et meurtrière que celle de 1832, il n'ait pas une seule fois employé la quinine de tout l'été.

Les saignées et la diète sont, au contraire, en grande faveur. On saigne partout et toujours et de toutes les façons. Même ceux qui ont réagi avec le plus d'énergie contre les théorie de Broussais, n'ont pas renoncé pour cela à la saignée : Antonini et les Monard y font appel, et Maillot en use encore plus volontiers qu'eux. C'est qu'on pense que le climat de l'Algérie constitue

(1) Tesnière, Notes recueil. pend. la campagne d'Alger, in Rec. de Mém. etc., vol. XXXI, p. 106.

(2) Huet, *loc. cit.*, in Rec. de Mém. XXXV, p. 129.

une indication spéciale aux évacuations sanguines. A l'appui de la croyance tenace en l'efficacité de la saignée, on fait remarquer que les habitants des pays chauds sont anémiés et résistent dans une certaine mesure aux fièvres. De là, on conclut à la nécessité de saigner, ne fut-ce que comme moyen d'acclimatement (1).

La diète n'est pas prescrite avec moins de rigueur : diète absolue jusqu'à la disparition totale des accès et régime adoucissant, potages maigres, pendant la convalescence.

C'est Huet qui, décidément, est le plus fanatique des broussaisiens : il prescrit l'abstinence complète d'aliments tant que la langue présente la moindre nuance rouge, « signe d'un reste d'irritation (p. 105) », il la prolonge, dans un cas, douze jours après la disparition de tout accès. En général, il attend, pour commencer à donner quelque nourriture, que trois accès aient manqué entièrement. Aussi les malheureux malades, déjà affaiblis et qu'on affame en plus, protestent-ils énergiquement. « Le difficile, écrit Huet avec quelque candeur, était de convaincre nos militaires de l'utilité d'une abstinence qui continuait aussi longtemps au delà de la fièvre, de la souffrance et du malaise même ; ils n'y voyaient que la conséquence d'un système, et ne s'y prêtaient qu'incomplètement, (p. 106) ».

Peut-être, après avoir passé en revue ces méthodes thérapeutiques des premières années, nous expliquerons-nous plus facilement l'énorme mortalité de l'armée par paludisme. Elles n'étaient pas faites pour en-

(1) Cf. Crespin. — Traité du Paludisme, 1905, p. 281.

rayer le fléau et assurer des guérisons promptes et définitives. Les malades qui avaient pu surmonter la crise aiguë, les saignées et la diète, restaient souvent des convalescents vidés et débiles, incapables de se relever, jusqu'au jour d'automne où ils étaient emportés par un accès pernicieux, ou finissaient dans la cachexie. La méthode supprimait bien les accès, mais ne contribuait-elle pas aussi, pour une part, à la suppression des patients? Angoissante question que se posera plus tard Hutin (1), et qui vient en effet à l'esprit de quiconque parcourt les relations des médecins de ces premières années.

Pourtant ceux-ci ont foi en l'infaillibilité de leur prophète; ils mettent leur immense réserve de dévouement et d'énergie au service de ses idées, et, comme le disent Kelsch et Kiener, « les insuccès de la thérapeutique spoliatrice, ne leur laissent d'autre regret que de ne l'avoir point appliquée avec assez de rigueur ». Tant il est vrai qu'en médecine comme ailleurs, rien n'est pire qu'un enthousiasme trop aveugle pour les prophètes !

II. Réaction contre les idées de Broussais

Hâtons-nous de dire qu'armés de leur clair bon sens, de leur esprit d'observation, et d'une solide érudition scientifique, les médecins de l'Algérie ne tardè-

(1) Hutin. — L'épidémie de Bône, in Gaz. médic. de l'Algérie, 1882.

rent pas à se ressaisir. Si grand est le respect pour le Maître du Val-de-Grâce que tous se réclament de lui, quoique souvent ils réagissent contre ses idées. Ils se souviennent des acquisitions du siècle passé : Antonini et Maillot ont lu les ouvrages de Torti. Le premier est même allé observer la malaria en Italie. Il y a subi des influences étrangères au broussaisisme et qui lui feront contre-poids. Mais avant tout, c'est leur sens de la clinique, leur passion pour l'analyse, leur souci d'ordre et de clarté qui vont peu à peu les sortir de la confusion que Broussais a introduite dans l'étude des fièvres et les remettre sur la voie des différenciations. Tandis qu'en France la doctrine broussaisienne fera loi, en Algérie, les médecins, soustraits à l'ambiance, mais seulement penchés sur le chevet de leurs malades, en arriveront bientôt à corriger d'eux-mêmes les erreurs de l'enseignement officiel. Ce ne sont, eux, que de modestes praticiens, dont la plupart resteront obscurs, mais ils savent s'armer d'esprit critique et se refuser aux entraînements d'une imagination indisciplinée. Là est le mérite de ces hommes et la raison pour laquelle, malgré la mauvaise direction qu'on leur a donnée, ils finiront par retrouver leur voie et fonder de grandes choses.

Antonini.

Cette réaction contre les théories de Broussais commence à se manifester dans les mémoires, dès les premières observations publiées. Largement indiquée dans la première partie du beau travail d'Antonini et des Monard, parue en 1832, elle se précise dans la seconde, l'année suivante (1). Le nom d'Antonini reviendra d'ailleurs bien souvent au cours de notre travail et c'est justice, parce qu'avant Maillot il a droit à une place dans le cœur de l'Algérie,

Premier essai de distinction des fièvres. — Antonini parle sans doute le langage de Broussais, sans doute il ne différencie pas clairement les pyrexies, mais il ne fait plus de la phlegmasie viscérale qu'une complication secondaire de la fièvre, hors de proportion avec les phénomènes fébriles et qui n'existe même pas toujours. Il n'y a là qu'une « deutéropathie avec influence réciproque ».

D'autres, par la suite, vont plus loin encore : Léonard, puis Laveran (2), nient les phlegmasies; seule, celle de la rate est constante, et la cause de la fièvre n'est plus un trouble nerveux; mais une altération du sang. Toute la base anatomo-pathologique de la thérapeutique broussaisienne s'effondre.

Cessant d'épiloguer sur les fameuses lésions anatomiques, Antonini est le premier à revenir à l'analyse des causes. Il distingue deux sortes de fièvres, selon les émanations miasmatiques qui les produisent. Les premières sont contagieuses, et leur foyer d'origine est toujours circonscrit, elles sont produites par les exhalaisons des hommes, des dépôts d'immondices, des charognes et des cadavres des cimetières. Les secondes ne sont pas contagieuses, leur foyer d'ori-

(1) Antonini, Monard. — Lettre médicale, in Rec. de Mém. etc., vol. XXXIII, p. 203 et considér. génér. sur fièvres intermit. à Alger, vol. XXXV.

(2) Laveran. — Documents pour servir à l'hist. des malad. du Nord de l'Afrique, in Rec. de Mém. etc.., vol. LII.

gine est diffus, mais elles ne se reproduisent pas si le malade s'éloigne du foyer : elles proviennent des miasmes exhalés par les débris végétaux et animaux en décomposition dans les marais (p. 219 à 225).

N'a-t-il pas entrevu là une différenciation du paludisme d'avec les autres grandes pyrexies? N'est-ce pas à rapprocher des vues que, dès la fin du XVIIIe siècle, avaient émises Cullen et Baumes (1) ? Sans doute Antonini reste dans le vague, mais ces auteurs n'avaient pas atteint plus de précision, et il a le mérite d'avoir repris la question au point où elle en était restée lors de l'apparition du broussaisisme.

Différenciation de la fièvre typhoïde. — En 1833, il ne distingue pas encore nettement la typhoïde des fièvres paludéennes, et il est probable qu'il commit quelques erreurs de diagnostic comme les autres. Toutefois, il signale dans sa statistique, à part des affections endémo-épidémiques, dix-neuf « gastro-entérites aiguës avec fièvre adynamique et typhoïde », dont un cas mortel. Il est fâcheux qu'il ne relate pas l'autopsie.

En 1839, il est plus explicite (2). Il reconnaît nettement à Alger deux ordres de maladies : 1° les affections inflammatoires, parmi lesquelles ils distingue des gastro-entérites, dont l'une « avec plaques folliculeuses ulcérées » à l'autopsie; 2° les fièvres inter-

---

(1) Cullen. — Eléments de Médecine pratique. Tr. Bosquillon, 1785.

Baumes. — Traité des fièvres remittentes.

(2) Antonini. — Rapport médical, in Rec. de Mém., etc., vol. L., 1839, p. 181.

mittentes qui, d'ailleurs, peuvent venir compliquer les premières.

Quelques pages plus loin, il signale qu'il a souvent rencontré des typhoïdes : « Un troisième groupe de maladies observées à Constantine, dit-il, comprend les fièvres typhoïdes. Leur nombre a été assez élevé. Toujours très graves, souvent rebelles aux moyens les plus rationnels de traitement.... C'est à juste titre qu'elles ont acquis le triste privilège de jeter la consternation dans les populatîons, les armées, les camps, les établissements où ellaes apparaissent et se multiplient rapidement. A cet égard il faut dire toute la vérité, (p. 217) ».

Cette affirmation si nette nous a paru intéressante à reproduire parce qu'en général, les médecins de cette époque ne semblent pas s'être rendu compte de l'importance de la fièvre typhoïde en Algérie. « Il faudra de longues années, écrit le Professeur Crespin, pour qu'elle soit bien reconnue et proclamée (1) ». Antonini a donc d'autant plus de mérite qu'il est le seul à l'avoir comprise.

C'est seulement un an plus tard que Laveran arrivant à Alger, y signale des fièvres typhoïdes identiques à celles de Paris et nettement distinctes des fièvres malariques. Il se dit tout surpris de les avoir rencontrées en ce pays, « parce qu'il était tellement prévenu par certaines lectures, qu'il ne croyait rencontrer qu'une seule affection à formes variées, et qu'il ne songeait qu'à employer un seul médicament, le sulfate de quinine ». Il écrit cela en 1842 : c'est

(1) Crespin. — Les doctrines des anc. méd. de l'Alg., p. 6.

qu'il n'avait pas lu le Rapport médical d'Antonini, publié en 1839 (2).

Cependant les observations de fièvre typhoïde se multiplient. On en recueille un peu de tous les côtés. Dans la même année 1842, Deleau la signale à Constantine, Finot la distingue nettement à Blida, des fièvres endémo-épidémiques, et Gaudineau écrit même qu'elle est une des affections qui firent le plus de ravages parmi la garnison de Philippeville et celles de toutes les villes d'Afrique, pendant les premières années de l'occupation.

Le sens clinique, on le voit, eut vite fait de reconquérir ses droits, et s'il est exact de dire, que pendant quelque temps on a commis des confusions, qu'on n'a pas assez tôt reconnu toute l'importance de la fièvre typhoïde en ce pays, un certain nombre d'observateurs l'ont cependant distinguée et signalée, l'un d'eux en a même noté d'une façon toute spéciale, la fréquence et la gravité, dans la région de Constantine. L'enseignement de Bretonneau et de Louis n'était pas ignoré des médecins d'Algérie, et nous ne croyons nullement que Laveran l'y ait apporté. Antonini peut être considéré comme le précurseur de cette école algérienne qui devait, par la suite, achever de mettre au point l'importante question de la dothiénentérie, en signalant son extrême fréquence, ses formes d'association avec la malaria et, comme l'a fait surtout notre maître le Professeur Crespin, les aspects si particuliers que l'affection revêt de ce côté-ci de la Méditerranée.

---

(2) Laveran, *loc. cit.*, in Rec. de Mém., vol. LII, 1842.

Différenciation des continues à quinine. — On est généralement d'accord pour attribuer à Maillot le mérite d'avoir, le premier en Algérie, proclamé l'identité de nature entre certaines fièvres continues et les intermittentes. Avant lui, dit-on, on considérait qu'il y avait là deux ordres d'affections bien distinctes, bien séparées : cause, marche, traitement, tout devait différer. Il ne nous paraît pas qu'il en ait été tout à fait ainsi. Nous avons vu quelle confusion régnait entre les pyrexies depuis Broussais : leurs causes, on ne les avait jamais étudiées sérieusement, leur marche présentait aux observateurs des passages de l'intermittence à la continuité, ou inversement ; leur traitement seul différait, parce qu'on regardait la quinine comme un médicament dangereux, qui ne pouvait être donné qu'en période de rémission.

Entre les diverses affections fébriles, on ne voulait connaître que des différences de localisations phlegmasiques, et nous avons vu qu'Antonini était le seul à avoir essayé, en se fondant sur l'étiologie, de séparer la fièvre des marais des autres pyrexies. Mais en plus, il a le mérite d'avoir, le premier, rapproché des intermittentes certaines fièvres en apparence continues, et d'avoir insisté sur leurs relations afin d'en dégager une modification dans le traitement (1). « Lorsque l'appareil nerveux, dit-il, frappé d'un affaiblissement trop profond, ne se relève pas avec assez d'énergie, on voit au type tierce se substituer des accès de plus en plus rapprochés, comme les doubles tierces et les quotidiens.... Enfin, la même réaction, de moins en moins possible, ne donne plus lieu

(1) Antonini. — *Loc. cit.*, vol. XXXV, 1833.

qu'à un soulagement momentané, n'amène que la rémittence ou la subintrance. La fièvre adynamique continue avec des paroxysmes obscurs et irréguliers, se manifeste par exemple lorsque les efforts de réaction, mal répartis, restent impuissants, etc... (p. 15) ». Donc, il y a entre les formes intermittente, rémittente, subintrante et continue, des rapports, des passages; Ce sont affections de même nature. Ne retrouvons-nous pas, « dans la fièvre adynamique continue, avec paroxysmes obscurs et irréguliers », les subcontinues malignes ou solitaires, que l'importation récente du quinquina avait permis à Torti de distinguer en 1712 (1), et faut-il croire que la subcontinue palustre ait attendu Maillot, comme le croit Maillot lui-même, pour avoir droit de cité en Algérie ?

Réaction contre les antiphlogistiques. — Quel traitement opposer aux fièvres périodiques et à cette continue maligne en particulier ?

C'est ici encore qu'on a méconnu l'originalité d'Antonini. D'abord il n'use de la saignée générale qu'avec beaucoup de réserve, et il ne se lasse pas d'insister sur ses dangers. Ses mauvais effets sont surtout marqués dans les cas graves : « Elle décide de l'adynamie que tendait déjà à produire un sang privé de ses qualités essentielles et achève d'anéantir l'innervation ». Elle doit être proscrite presque toujours dans les fièvres pernicieuses, chez les affaiblis, les vieillards, les prostrés, parce qu'il faut craindre que dans tous ces cas elle n'amène un « affaiblissement extrême ». On aura avantage à la remplacer par les

(1) Cf. Torti. — Thérap. spéc. ad. febres périod. pern., 1712.

sangsues et la révulsion, qui ne produiront pas les mêmes fâcheux effets.

Telle est la première protestation, croyons-nous, qui se soit élevée en Algérie contre les saignées broussaisiennes. Si une réaction semblable commence à se manifester dans le même temps en France, l'exemple d'Antonini tarde un peu à être suivi par les médecins de la Colonie. En 1834 et en 1836, Maillot fait encore un large usage de la saignée générale. Ce n'est qu'en 1840 que nous voyons Laveran en être aussi économe qu'Antonini. Gaudineau, de Philippeville (1842), considère qu'en Algérie il faut se méfier des déplétions sanguines, parce que dans les pays chauds l'hématose est plus lente, la chute des forces plus rapide, l'assimilation moins active que dans les pays froids.

Enfin, en 1847, la réaction contre la saignée est presque générale, au dire de Périer : « La pratique des déplétions sanguines est nuisible dans les pays chauds, surtout chez les étrangers », « rien n'est moins sûr que son efficacité dans le traitement des maladies épidémiques de ces contrées : tel est le dernier mot du plus grand nombre des observateurs ». Elles doivent être réservées pour certains cas spéciaux de grandes congestions, « En Algérie, cette médication nous a trop longtemps et trop malheureusement éclairé sur ses dangers, pour qu'il puisse demeurer le moindre doute àcet égard ». Ces lignes extraites d'un Rapport officiel sur l'Algérie, sonnent, pour ainsi dire le glas de la méthode antiphlogistique (1).

---

(1) N. Périer. — De l'hygiène en Algérie, t. II, appendice, p. 188.

Emploi de la quinine par Antonini. — Si Antonini a été sobre de saignées, en revanche il a largement fait usage de la quinine. En cela il a un droit d'antériorité incontestable sur Maillot. Il considère le sulfate de quinine comme le médicament spécifique des fièvres de malaria, qu'elles soient intermittentes, rémittentes ou continues. Dans les intermittentes, il l'administre entre les accès, dans les rémittentes, il cherche, autant que possible, le déclin des paroxysmes. Mais il faut agir, dit-il, sans crainte et sans retard surtout, dans les cas graves. Si la fièvre est continue, il ne faut pas s'attarder à chercher une insaisissable rémission pour administrer le fébrifuge (1). « Il faut le donner aussitôt qu'on a reconnu la nature de la maladie », et « repousser toute méthode d'expectation téméraire ». « Ne se laisser arrêter par aucune préoccupation, écrit-il encore, et savoir que la perte d'un seul moment précieux peut être plus funeste que les inflammations ». D'ailleurs, la quinine ne saurait être la cause de ces dernières; au contraire, elles cèdent « comme par enchantement, après son administration, (p. 46) ».

Peut-on être plus clair ? Immédiatement et quand même, telle est donc sa formule. Telle est celle dont on a fait honneur à Maillot.

S'il faut donner la quinine dans tous les cas, si le médicament n'est pas, comme on l'a cru, la cause des inflammations, il ne saurait subsister de raisons de ne l'administrer qu'à petites doses. Aussi Antonini conseille-t-il d'obéir à la loi qu'impose la gravité du mal, c'est-à-dire de « proportionner les doses de qui-

(1) Antonini. — *Loc. cit.*, vol. XXXV, 1833.

nine à la violence des symptômes ». Dans les cas très graves, dans les fièvres continues, les accès pernicieux, il ne faut plus compter sur la saignée, médication déprimante, mais plutôt sur la quinine : la donner aussitôt, en donner assez pour qu'elle arrête les accidents.

Il est fâcheux seulement qu'Antonini ne nous ait pas indiqué d'une façon plus précise jusqu'à quelles doses il était allé. S'il avait écrit, comme Maillot, un long traité au lieu d'un simple mémoire, il n'aurait pas manqué de nous relater quelques observations qui nous auraient renseignés sur ce point.

Quoiqu'il en soit, nous pouvons résumer dans cette triple formule, la méthode d'administration de la quinine employée par Antonini : donner le fébrifuge tout de suite, quand même, à dose suffisante et proportionnée à la gravité des symptômes.

Eh quoi ! Un homme écrit cela en 1833, un homme soigne ainsi ses fiévreux de l'hôpital d'Alger depuis deux ans lorsque Maillot en arrive à concevoir une formule identique, et il se trouve pourtant que la postérité attribue tout l'honneur de la méthode au seul médecin de Bône !

On peut lire, dans un discours officiel qui fut prononcé il y a quelques années, à l'éloge de Maillot : « Sa méthode a été résumée par lui dans son magistral « Traité des Fièvres », en cet aphorisme digne de son maître Hippocrate : « Administrer le sulfate de quinine aussitôt que la marche de la maladie et sa nature en indiquent la nécessité et proportionner les doses à la violence des symptômes qui menacent la vie, telles sont les deux règles fondamentales du traitement des fièvres ».

Hé! voilà bien la plus discrète et la meilleure façon de rendre justice à Antonini ! Ces lignes, soit disant extraites du « Traité des Fièvres », ne sont autre chose que la conclusion textuelle du travail du médecin d'Alger, paru trois ans plus tôt (1). L'admirateur de Maillot, pour justifier son admiration, lui impute un plagiat. « Mieux vaut un ennemi qu'un maladroit ami ! »

Erreurs d'Antonini. — A côté de ces vues judicieuses qui prouvent qu'Antonini avait un sens clinique sûr et connaissait la littérature médicale du siècle passé, il ne faut pas manquer de signaler les erreurs qu'il a commises. Disciple de Broussais, il n'a pas été sans faire quelque abus, comme tous les médecins de l'époque, de la méthode antiphlogistique. S'il est assez sobre de saignées générales, il en prescrit pourtant encore quelquefois, surtout au début de la maladie. Il pense qu'en saignant pendant le stade de chaleur, il amènera une rémission plus prompte et plus complète. Il use très volontiers des saignées locales. Mais surtout il a le tort d'affamer ses malades, comme nous l'avons vu faire à Huet : il prescrit la diète absolue jusqu'à la disparition des accès, ne donnant que des boissons aqueuses, afin de calmer l'irritation du système sanguin. Pendant la convalescence, il maintient longtemps le régime des potages maigres, régime adoucissant, dit-il. Voilà sa plus grande erreur. Il est probable qu'à lui aussi, des convalescents réclamaient à manger, il est possible même, qu'à les voir amaigris, affaiblis, prostrés et.... affamés, un doute se soit emparé de lui. Mais l'esprit

(1) Antonini, *loc. cit.*, page 47.

de système a été le plus fort : il a toujours maintenu la diète.

Maillot.

Si nous avons cru devoir rendre à Antonini ce qui lui appartient, loin de nous l'intention de dénigrer l'œuvre de Maillot. Esprit lucide, très personnel, nourri de la lecture des auteurs anciens, observateur sagace, travailleur passionné, Maillot a certainement fait faire un grand pas à la question du traitement des fièvres algériennes. Lutteur courageux et tenace, jaloux du triomphe de la vérité autant que de sa propre renommée, il a consacré sa vie tout entière à imposer sa conviction et à populariser sa méthode.

Si ce n'est pas lui qui, comme on le croit vulgairement, a introduit la quinine en Algérie, c'est lui, certainement qui en a réglé et répandu l'usage.

Maillot prenait le service de l'hôpital de Bône le 9 février 1834. On a vu quels avaient été, en 1832-33, les résultats obtenus par Huet et la thérapeutique broussaisienne. Son successeur ne tarde pas à faire la même observation qu'Antonini à Alger : des intermittentes non soignées, et surtout lorsque les chaleurs augmentent, se transforment en rémittentes, subintrantes et continues. En revanche, des continues, sous l'influence du traitement et de la saignée, se coupent de rémissions et deviennent même nettement périodiques.

Dans un premier mémoire, publié en en 1835 (1), Maillot rapporte ces observations et en conclut, com-

(1) Maillot. — Recherches sur fièvr. interm. du Nord de l'Afrique, in Rec. de Mém., etc..., vol. XXXVIII, 1835.

me Antonini l'avait fait deux ans auparavant, qu'il ne s'agit pas là de continues vraies, analogues aux gastro-entérites de France, mais de fièvres d'accès simulant les continues. Il les nomme « pseudo-continues malignes ».

Cette déduction, Maillot chercha immédiatement à la corroborer par la pierre de touche thérapeutique. Se souvenant que Torti diagnostiquait les « solitaires » et les « proportionnées » à l'aide de l'écorce du Pérou, il eut l'audace d'aller à l'encontre des idées reçues : comme le maître de Modène, il donna le quinquina, même dans les continues. Avec quelle émotion il transgressait ainsi la sacro-sainte Doctrine, lui-même nous le dit : « c'est en luttant sans cesse contre ses opinions médicales, c'est irrésistiblement entraîné par les circonstances et la gravité des maladies, c'est dominé par une impérieuse nécessité », qu'il fut amené à opposer à ce genre de fièvres le traitement quinique. On suit ici la méthode de raisonnement de Maillot : elle est éminemment philosophique. Laissant de côté les théories d'école, il s'attache à l'observation clinique, il en tire des conclusions rationnelles, puis les contrôle par l'expérience. Observation ,conception d'une hypothèse, vérification expérimentale de l'hypothèse, telles sont les trois phases que, quelques années plus tard, un autre médecin et un philosophe assignera à la recherche scientifique (1). Broussais était un esprit d'une tout autre envergure sans doute, mais grisé en quelque sorte par son talent, il s'est laissé emporter sur les ailes de l'i-

(1) Claude Bernard. — Introduction à l'ét. de la Médecine expérimentale, Paris, 1865.

magination, tandis que Maillot s'en tient à une méthode toute positive, et cette rigueur de logique finit par triompher de ses préjugés. S'il n'est pas le premier à avoir reconnu en Algérie les subcontinues malignes de Torti et à les avoir traitées par la quinine, son grand mérite est d'être arrivé aux mêmes résultats qu'Antonini, grâce à sa seule puissance d'observation et d'analyse, et d'avoir formulé la méthode de traitement par la quinine avec le plus de précision.

L'expérience devait confirmer pleinement l'hypothèse de Maillot. Le sulfate de quinine, donné même en dehors de toute rémission, non seulement ne provoquait pas d'accidents, mais amenait la chute de la fièvre et même la disparition des congestions viscérales, qui « cédaient alors comme par enchantement ». Toutefois, il fallait pour cela donner le fébrifuge à dose suffisante et « le proportionner à la violence du mal (1) ». Il est donc amené, comme Antonini, à le prescrire à haute dose : dans les cas pernicieux, il donne en une journée jusqu'à 80 grains de sulfate de quinine en deux fois, dans une potion et 60 grains en lavement (2).

Voici le résultat de ce traitement : en 1833, il mourait à Bône un malade sur 3,5 sortants, en 1834, avec Maillot, il n'en meurt plus que un sur 20.

L'année suivante, rentré en France, Maillot publiait son « Traité des Fièvres », où il reprenait et développait ses conceptions et sa méthode. Il nous faut nous y arrêter un peu longuement, parce que

(1) Il emploie les mêmes expressions qu'Antonini.

(2) Un grain = 5 centigr.

c'est une des œuvres capitales des médecins de l'Algérie (1).

Il y considère les fièvres périodiques comme produites par une affection nerveuse de l'axe cérébro-spinal. Mais, alors que Broussais, Rayer, Guérin de Mamers, parlaient de névrose, il s'agit pour lui d'une « hyperhémie de la matière nerveuse et de ses enveloppes ». C'est là une conception qui se rapproche des idées modernes, surtout en ce qui concerne les accès pernicieux dans lesquels les symptômes nerveux s'expliquent aujourd'hui par des thromboses de parasites et de débris globulaires dans les petits vaisseaux des centres cérébro-spinaux (2).

Il divise les fièvres en trois grandes classes, d'après leur allure clinique : les intermittentes, les rémittentes, et les pseudo-continues, c'est-à-dire « celles dans lesquelles il n'y a ni apyrexie ni paroxysmes à retour appréciable et qui ne révèlent leur nature que par l'explosion brusque d'accidents propres aux fièvres intermittentes ».

Quel que soit l'ensemble des symptômes, toutes ces fièvres étant de même nature, sont justiciables du même traitement par la quinine. Celle-ci doit être donnée immédiatement : attendre le septième accès, comme le font un certain nombre de médecins, est « un préjugé contre lequel il faut s'élever avec force ». On doit administrer le fébrifuge en une seule dose, trois ou quatre heures avant l'accès et ne le

(1) Maillot. — Traité des fièvres, 1836, Paris.

(2) Cf. Laveran. — Paludisme in Traité Brouardel et Gilbert, t. V, p. 71.

continuer qu'une ou deux fois, après la suppression des accès.

Dans les subintrantes et les rémittentes, il faut le donner entre les paroxysmes, mais si la rémittence cesse d'être distincte, il faut le donner quand même, sans attendre, et « sans se laisser arrêter par la persistance de la réaction circulatoire, ni par les signes de gastro-entérite », car la quinine n'est pas la cause des engorgements du foie et de la rate. Ceux-ci sont le fait des accès et la quinine les supprime en supprimant les accès.

Dans les cas graves, dans les fièvres pernicieuses, il ne faut pas hésiter à prescrire le médicament à forte dose. Alors que les auteurs conseillent 4, 6, 8 grains, alors que la plupart des médecins algériens s'en tiennent à ces quantités, par crainte que le « poison » ne développe des gastrites, Maillot écrit qu'il ne faut pas craindre la dose de 24 à 40 grains, qu'on administrera dans quelques onces d'eau. Dans un cas qu'il rapporte, il en a même donné jusqu'à 180 grains dans l'espace de quelques heures.

Enfin, Maillot est le premier médecin d'Algérie qui nourrisse réellement ses convalescents. Il considère que la « diète est de rigueur tant que l'apyrexie n'est pas bien franche, tant que, dans l'intervalle des accès, il reste quelques signes d'irritation », mais quand la fièvre aura été coupée, que les voies digestives ne révéleront plus de souffrance, il faudra élever rapidement l'alimentation. « Des circonstances de guerre, dit-il, m'ayant forcé à brusquer le régime, j'ai vu qu'on pouvait le tenter sans qu'il en résultât de graves inconvénients ».

Telles sont les magistrales formules du « Traité des

Fièvres », que nous avons tenu à résumer, parce que c'est l'ouvrage qui, désormais, servira de bible aux nouvelles générations de médecins algériens et c'est de lui qu'est parti l'essor de la thérapeutique du paludisme en Algérie.

Erreurs de Maillot. — Cependant, nous ne saurions passer sous silence les erreurs de Maillot. Si grande était l'emprise de Broussais sur l'esprit de ses élèves, que les plus personnels d'entre eux ne se déferont jamais complètement de ses idées, même quand elles s'opposeront aux leurs.

Bien que Maillot ait reconnu que la quinine ne saurait produire de gastrites, bien qu'il ait vu les intermittentes s'exaspérer, devenir même pernicieuses après l'ouverture de la veine, il juge bon de préparer le canal digestif au médicament, selon la méthode broussaisienne, par une saignée de 15 à 20 onces. En principe, il saigne tout fiévreux à son entrée à l'hôpital, pour peu que les congestions viscérales soient marquées. (1) Il saigne pendant le stade de chaleur, il saigne après l'accès, il va dans les cas pernicieux jusqu'à soustraire 25 onces de sang. Il applique les sangsues à l'estomac, au thorax, à la tête, à l'anus. « Il ne faut pas craindre d'user largement de la saignée, dit-il, il vaut mieux pécher par excès que par défaut ! »

Il est donc bien plus prodigue de déplétions sanguines qu'Antonini, et Kelsch et Kiener ont manifestement tort de faire partir de Maillot la réaction

(1) Maillot. — Note sur Maladies de Bône en juin 1834, in Journ. hebdom. des sciences et institutions médicales, 1834.

contre la saignée (1). Il est vrai que s'il est un saigneur, sa confiance en l'action de la quinine est telle que, dans certains cas, il lui donne le pas sur la saignée. C'est le médicament spécifique de la fièvre, aussi quand il y a danger pressant l'administre-t-il avant même de prendre le temps de saigner. Il a donc parfois d'heureux retours par lesquels il se rapproche d'Antonini qui proscrivait la saignée dans tous les cas graves.

On voit qu'il était tiraillé entre les théories de l'enseignement officiel et les résultats de ses propres observations.

C'est pour la même raison qu'il n'ose pas toujours donner le médicament par la bouche. Dans les cas de gastrite excessivement intense, il l'administre par le rectum. C'est là une méthode bien moins efficace, mais il s'y résout quand même, obsédé qu'il est par le broussaisisme, et sans se souvenir qu'il a proclamé « la tolérance inexplicable du tube digestif pour la quinine, même quand la muqueuse est violemment surexcitée. »

Enfin, tandis qu'Antonini tente une séparation étiologique des pyrexies, et qu'il distingue la fièvre typhoïde de la malaria, Maillot en est resté à la vague classification anatomo-pathologique de Broussais et il méconnaît par conséquent la dothiénentérie. Comme son maître, il croit qu'elle est seulement l'aboutissement des fièvres périodiques qui seraient susceptibles de passer par ces différentes phases : intermittente, rémittente, pseudo-continue et ty-

(1) Kelsch et Kiener. — Traité des Mal. des pays chauds, p. 862.

phoïde. Cette erreur de Broussais avait d'autant plus de raisons de se perpétuer en Algérie que sous les latitudes chaudes, la fièvre typhoïde était presque toujours dominée par l'endémicité palustre. Maillot signale, dans son mémoire de 1834, des lésions de dothiénentérie chez des malades ayant succombé à des fièvres réputées paludéennes. Dans son « Traité des fièvres » (p. 217), il rapporte deux observations analogues. En 1846, un disciple et ami de Maillot, Casimir Broussais, parlera de même d'une pernicieuse algide avec « éruption de plaques de Peyer des plus régulières ». C'était là méconnaître les travaux de Louis qui, en 1829, isolait nettement la dothiénentérie et les distinctions heureuses de Baumes et d'Antonini, c'était revenir aux confusions anciennes de Morton et de Torti qui, de même qu'Hippocrate, n'avaient jamais séparé la typhoïde des fièvres des marais. Si l'on a pu dire que les médecins d'Algérie ont longtemps méconnu la fièvre typhoïde, c'est Maillot qui en est en grande partie responsable. D'autres la connaissaient, la distinguaient de la malaria et signalaient même les associations des deux affections, mais Maillot proclamait son erreur avec plus d'éclat qu'eux leurs vérités.

Telle est la raison pour laquelle on a exalté Maillot au détriment de son prédécesseur Antonini. Maintenant que nous avons examiné l'œuvre de ces deux hommes, il nous plait de les rapprocher afin de mettre au point leurs mérites respectifs et de comprendre pourquoi on les a si différemment appréciés.

Antonini et Maillot. — Conclusion.

Nous croyons avoir montré qu'Antonini a fait œuvre originale en Algérie. Prenant avec le broussaisisme des libertés, il s'est replacé au point de vue des considérations étiologiques pour essayer de séparer les pyrexies, il a reconnu les continues à quinquina de Torti, il a commencé la réaction contre les antiphlogistiques, indiqué le mode d'administration de la quinine, distingué la dothiénentérie des fièvres de malaria. C'est un savant et un clinicien, un des plus grands médecins de l'Algérie. Mais son œuvre a fait peu de bruit et reste méconnue de nos jours, parce qu'il a peu écrit, qu'il n'a pas exposé ses idées d'une façon systématique. Esprit plus distrait, moins rigoureux, moins épris de dogmatisme que Maillot il ne paraît pas, malgré se haute situation en Afrique, avoir jamais cherché à propager ses idées. Notons pourtant que Casimir Broussais lui rend hommage en 1846. Demeuré sur le champ de bataille des médecins d'Algérie, il reste ignoré en France et n'a pas le temps d'écrire un travail d'ensemble qui lui eut permis de présenter et de défendre ses conceptions.

Il en va tout autrement de Maillot. A bien considérer, celui-ci n'a apporté qu'une seule contribution vraiment originale à l'étude du traitement des fièvres: il est le premier à avoir nourri à peu près ses convalescents. Un autre avant lui connaissait, en Algérie, les pseudo-continues malignes, et appliquait la thérapeutique qu'on lui attribue, un autre avant lui et plus que lui s'est méfié des déplétions sanguines. Mais Maillot fut aimé de la Fortune, son influence s'est vite répandue et a été très grande. D'abord il a eu la chance de succéder, à Bône, au médecin qui appliquait la méthode broussaisienne avec le plus de rigueur. Il y a apporté une thérapeutique qui parut heureuse surtout parce que l'on comparait ses résultats avec les effrayants désastres des années précédentes. Il ne s'est pas attardé en Algérie, et presque aussitôt rentré en France, il a fait paraître un ouvrage qui est un chef-d'œuvre de méthode, de clarté, d'exposition didactique. Ce livre a fait connaître son nom et ses idées, a répandu le traitement quinique, et n'a pas tardé à devenir classique. Depuis ce jour, Maillot a consacré sa longue carrière à défendre et à populariser les idées qu'il avait mises en œuvre à Bône. Il y a employé toutes ses énergies combatives, toutes les ressources de son esprit. S'il n'a pas eu l'originalité qu'on lui attribue, il a du moins le mérite d'avoir été un vulgarisateur de talent, et un des bons ouvriers de l'œuvre de pénétration de l'Algérie.

C'est pourquoi ces deux hommes ont également droit à nos hommages. Au premier, nous avons essayé de rendre justice en lui restituant des mérites qu'on a le tort d'attribuer trop exclusivement au second, mais c'est au second surtout qu'ira la gratitude populaire, et nous ne saurions que souscrire à cette fière réponse que Maillot fit un jour à l'un de ses détracteurs: « J'ai rendu de grands services à l'armée d'Afrique, j'ai largement contribué à diminuer la mortalité dans ses rangs; chaque année plusieurs centaines de malades me doivent la conservation de leur existence. » (1)

Telles sont les deux grandes figures qui dominent l'histoire médicale de cette période. Elèves de Broussais, ils ont, par leur révolution thérapeutique, réagi contre le broussaisisme. Malgré de tenaces résistances, malgré les timidités de Maillot lui-même, cette réaction devait finir par faire de notables progrès dans la Colonie au point qu'on peut la considérer comme achevée vers le milieu du siècle.

En conséquence des recherches nouvelles préoccupent bientôt les esprits libérés des doctrines de Broussais : ils reviennent à la question de l'étiologie du paludisme.

---

(1) Maillot. — Lettre à Gouraud père, 1846.

CHAPITRE II

Période des études étiologiques

I. La question étiologique avant 1840

Les études d'étiologie étaient en honneur avant l'apparition de l'école broussaisienne. En 1691, Morton avait été le premier à considérer les pyrexies comme produites par une cause extérieure à l'organisme. Il est le père de l'étiologie des temps modernes. Avant lui on ne s'occupait guère que de clinique: Galien pensait que les causes des maladies n'étaient d'aucune indication dans la thérapeutique, parce que, disait-il, elles avaient cessé d'agir dès le début. Aver Morton, au contraire, on s'habitua à concevoir l'idée d'un agent pathogène venu du dehors et restant présent dans l'organisme pour y entretenir le mal. Il reconnaît deux causes aux fièvres périodiques : les miasmes vénéneux de l'air palustre et la saison d'automne. Il crée donc à la fois la théorie de l'influence marécageuse et celle del'influnce climatérique et saisonnière.

Ces deux théories se retrouvent au cours des siècles suivants et font l'objet des discussions des auteurs.

Les uns avec Lancisi et Lind, tenaient pour le miasme et l'origine palustre des fièvres, les autres avec Pringle, les attribuaient au climat et aux météores. Mais les uns et les autres confondaient sous le nom de maladies des marais ou de maladies climatériques, les fièvres périodiques, la dysenterie, le typhus, la peste, le choléra et la fièvre jaune. S'ils reconnaissaient leurs différences cliniques, ils pensaient que ces affections étaient produites par des variétés diverses d'un même miasme ou d'un même climat. Pourtant la séparation étiologique des pyrexies commençait à s'ébaucher à la fin du XVIIIe siècle.

Malheureusement sous l'influence de l'école broussaisienne, on abandonne la recherche des causes des maladies pour ne plus s'occuper que des lésions organiques et de leurs symptômes. En Algérie pendant les premières années, la plupart des médecins se désintéressent de l'étiologie. Sans aller chercher plus loin ils mettent sur le compte du climat les endémo épidémies qui désolent le pays.

C'était naturel : les troupes arrivaient dans une contrée nouvelle dont le climat est tout différend de celui de France, on était porté à y voir la cause des maladies des soldats. Voilà pourquoi à chaque page de leurs écrits, ils font jouer au climat un si grand rôle. « Changer de climat, disait Michel Lévy, c'est naître à une nouvelle vie ». (1) Ils étaient

(1) Michel Lévy, cité par Kelsch et Kiener.

frappés de ce que, en Algérie, la capacité respiratoire diminue, de ce que l'acide carbonique exhalé est moins considérable. Ils pensaient que cela pouvait produire une sorte d'empoisonnement de l'organisme qui serait la cause des troubles digestifs dont ils faisaient la base anatomo-pathologique des fièvres intermittentes, des diarrhées et des dysenteries.

Ils croyaient aussi à l'influenec de l'excessive chaleur d'été, des pluies d'orage d'automne succédant tout à coup à une période de desséchement. Ils incriminaient toutes les vicissitudes de l'atmosphère, les brusques passages du chaud au froid et à l'humidité, la malignité du siroco. Que n'a-t-on pas attribué au siroco et quelles dramatiques descriptions n'en a-t-on pas faites ? (1) C'est seulement en 1842 que Brugière réagit contre cette opinion et ose dire « qu'on a attribué à ce vent beaucoup plus de mal qu'il n'en fait. »

Enfin ils envisageaient des conditions étiologiques plus vagues encore et leur attribuaient une grande importance: c'est la guerre, ce sont les fatigues, les privations, les écarts de régime, les excès de toute nature, la dépression morale et la nostalgie de la patrie.

Mais à côté de ces hypothèses imprécises, nous ne tardons pás à rencontrer dans les mémoires des premières années des préoccupations plus sérieuses d'études étiologiques. On a remarqué que si les fièvres intermittentes se rencontrent un peu de tous les côtés en Algérie, elles ne sont endémiques que

(1) Cf. surtout Cas. Broussais, *loc. cit.* p. 19.

dans les localités marécageuses. Le marais joue donc un rôle de premier ordre dans l'étiologie des fièvres.

Mais est-ce parce que l'atmosphère y est plus humide et les variations de température plus marquées qu'ailleurs ? Est-ce parce que les vapeurs qui se dégagent des ces marais contiennent des émanations délétères ? Nous retrouvons ici les deux théories climatérique ou météorologique et miasmatique. L'une et l'autre ont leurs partisans, quoique la première n'en compte qu'un petit nombre : on incrimine surtout le miasme des marais. Enfin la plupart des observateurs sont éclectiques: tout en reconnaissant l'action pathogène du miasme, ils considèrent que le climat et les météores sont des circonstances favorisant son éclosion, et partant, des causes indirectes des fièvres.

Herpin, de Bône, nie l'action du miasme et croit à cette du climat, Barthez, Gœdorp, Maillot, Cuvellier, sans rejeter la théorie miamatique, sont surtout des climatistes (1). Maillot, observateur si averti d'ordinaire, croit qu'il peut suffire pour développer la fièvre, d'affections morales vives, joie, tristesse, douleur, frayeur et même de l'avulsion d'une dent ! (2)

Mais à mesure que les esprits se libèrent des dogmes broussaisiens à la lumière de l'observation personnelle, nous les voyons revenir à une étude plus sérieuse des causes; ils finissent par compren-

---

(1) D'après Antonini : Rapp. médical, in Rec. de Mém. etc., vol. L.

(2) Maillot. — Traité des fièvres, chap. Etiologie.

dre que la prophylaxie a autant, sinon plus d'intérêt que la thérapeutique.

C'est à Antonini qu'ici encore revient la priorité. Dès 1832, alors qu'il est médecin de l'hôpital d'Alger, ses préoccupations cliniques et thérapeutiques ne suffisent pas à son activité bienfaisante. Avec sa largeur d'esprit habituelle, il s'intéresse en plus à l'étiologie des fièvres. Il a remarqué que ses fiévreux lui viennent de la Maison-Carrée et des divers postes de la Mitidja. Il en conclut que la maladie est due à la présence des vastes marécages qui couvrent cette plaine inculte et sans écoulement et qui vicient l'atmosphère ambiante. Si au contraire on ne prend pas la fièvre à Alger, c'est parce que par la disposition des collines, la ville est abritée des vents qui soufflent des marais. Il renouvelle en somme l'observation qu'Hippocrate avait faite autrefois en Grèce où des villes éloignées seulement d'un stade avaient une salubrité différente parce qu'elles n'étaient pas exposées aux mêmes vents. (1)

Quand le siroco souffle avec violence sur la ville, il peut franchir les collines qui vont en s'abaissant vers le sud à partir de Mustapha et alors il arrive que des cas de fièvre intermittente se déclarent jusque dans Alger. Antonini déduit de ces faits que les fièvres doivent être produites par des miasmes délétères prenant naissance dans les marais, se répandant dans l'atmosphère et charriés par les courants aériens. C'est donc un partisan résolu de la théorie paludéenne. Pour lui les météores n'ont qu'une action indirecte: si les miasmes sont plus

(1) Hippocrate. — De aer. aq. et loc., t. I, § 22.

dangereux au lever et à la chute du jour, c'est à cause du refroidissement et de la condensation des couches atmosphériques grâce auxquels les particules contenues dans l'air se déposent.

Pourtant sa pensée n'est pas encore très précise, car il a observé que dans les pays chauds un sol non marécageux, mais inculte peut engendrer les fièvres. Il signale ce fait sans arriver à se l'expliquer.

L'année suivante, Lacauchie (1) se montre aussi nettement partisan de la théorie palustre et c'est avec une grande précision qu'il décrit la topographie d'Alger et de ses environs pour nous faire comprendre que si la ville est saine et si les localités voisines sont infestées de fièvres, la cause en est uniquement aux marais de la Mitidja où les miasmes prennent naissance dans la pourriture des matières animales et végétales. La chaleur pour lui aussi, ne joue qu'un rôle indirect : si les fièvres sont plus nombreuses et plus graves l'été, c'est seulement parce que la chaleur en asséchant les marais y met à nu les matières putréfiées d'où s'échappe le miasme.

Worms (2) a poussé plus loin encore que ces deux auteurs l'étude de l'étiologie des fièvres. Comme eux il croit fermement qu'elles sont dues aux miasmes des marais. Ces particules morbifiques se répandraient dans l'air et formeraient d'immenses co-

(1) Lacauchie. — Réflexions sur les maladies de l'armée d'occupation d'Alger, in Rec. de Mém. etc.., vol. XXXV.

(2) Worms. — Exposé des conditions d'hygiène et de traitement propres à prévenir les maladies en Afrique. Paris 1838.

lonnes transportées au loin par les vents. A cause de la pesanteur, les particules délétères auraient tendance à descendre dans les couches inférieures de l'atmosphère et à se déposer sur la terre. Cela explique que les habitants des lieux élevés et des étages supérieurs des maisons soient les moins atteints par les fièvres. Il se constituerait ainsi des « sphères d'activité miasmatique ». Worms croit avoir reconnu, à Bône, l'existence d'une telle sphère qui aurait environ 500 mètres de hauteur et 1,000 à 1,200 mètres de largeur.

Quant à la pathogénie du paludisme, l'auteur se sépare de l'opinion de son époque: les miasmes ne pénétreraient pas dans l'organisme par la peau et le poumon, comme on le croit généralement, mais seraient absorbés à la surface de la muqueuse gastrique et de là passeraient dans le sang. On voit que Worms édifie tout une théorie originale de l'étiologie des fièvres.

II. Réveil des études étiologiques

A partir de 1840, nous arrivons à la période de l'histoire médicale de l'Algérie où libérés du broussaisisme, les esprits retrouvent la tradition du siècle précédent: les préoccupations d'étiologie finissent par l'emporter sur toutes les autres. On comprend enfin la nécessité de donner son attention aux causes du fléau, afin de trouver un moyen d'assainir le pays. On remarque avec raison que les conditions de vie du soldat ne suffisent pas à expliquer les maladies puisque la population civile paie à la fièvre un tribut encore plus lourd que l'armée. On s'aperçoit, au contraire, de plus en plus que le degré de salubrité d'une contrée est toujours en rapport avec la nature de son sol et la qualité de son eau. On est donc porté à chercher de ce côté la solution du problème.

Boudin

Boudin est le chef de file de cette lignée de savants médecins algériens qui devaient trouver la voie d'une prophylaxie du paludisme et d'une hygiène rationnelle. Esprit audacieux, mais plus brillant que solide, il dépasse souvent les faits d'observation pour se jeter dans l'hypothèse et la plupart de ses idées nous paraissent aujourd'hui inacceptables. Son principal mérite n'est pas d'avoir proclamé des vérités mais d'avoir donné un puissant essor aux recherches d'étiologie du paludisme.

C'est lui qui formule avec le plus de rigueur la théorie miasmatique. (1) Il ne reconnait qu'une seule cause aux fièvres intermittentes, rémittentes, pseudo-continues, larvées, pernicieuses, aux fièvres des pays chauds quelle que soit leur gravité: cette unique cause, c'est l'intoxication par le miasme des marais.

De même que Littré (2), il ne croit pas à l'in-

(1) Boudin. — Traité des fièvres intermittentes. Paris, 1842.

(2) Littré. — Dictionnaire, article : Fièvres intermittentes.

fluence des émotions morales, du régime, de la chaleur, du froid, ni des variations de température. Les saisons et la latitude conditionnent seulement le dégagement de la matière maremmatique et son absorption par l'organisme.

De même que Maillot il est d'avis que le miasme n'agit pas de suite, mais que la maladie est précédée d'une période de latence. C'est à tort, croyons-nous, qu'on lui attribue le mérite d'avoir reconnu le premier cette incubation contrairement à l'opinion de Nepple, car Maillot combattait déjà l'assertion de cet auteur en rapportant de nombreux exemples d'incubations prolongées (1).

D'ailleurs au XVIIIe siècle, Lind et Baumes avaient remarqué eux aussi la période de latence, l'évaluant, l'un à deux ou trois jours, et l'autre à une semaine environ. C'est par cette persistance latente de l'agent pathogène dans l'économie que Boudin explique et l'observation de fièvres paludéennes dans des contrées non marécageuses, et les récidives se produisant chez des malades qui se sont éloignés du foyer d'infection.

Avant Boudin, l'opinion générale était que les émanations miasmatiques se produisaient par décomposition des matières organiques se putréfiant dans les eaux dormantes. Il s'en faut de beaucoup, dit-il, que cette opinion soit irrévocablement démontrée. Certes! mais il y substitue sans plus de preuves une autre hypothèse ni plus ni moins vraisemblable. Comme l'avaient fait déjà Nepple et de Humbolt, il attribue le miasme à de la matière vé-

---

(1) Maillot. — Traité des fièvres, p. 263.

gétale vivante. Cette végétation spéciale qu'il appelle végétation paludéenne, serait caractéristique des contrées marécageuses et de certains terrains : la stagnation des eaux, le défaut de culture, la nature volcanique du sol, la décomposition de la matière organique favoriseraient son développement. Celle-ci ne donnerait ainsi naissance au miasme que d'une manière médiate (p. 57).

Cette végétation paludéenne serait constituée d'après lui, par certaines algues telles que la « chara vulgaris », par le « rhizophore », le « calamus » et peut-être la « flouve ». C'était et c'est encore une idée courante chez les Algériens que des plantes aquatiques vénéneuses telles que le laurier-rose, sont capables d'engendrer la fièvre. Boudin ne fait donc que donner la consécration d'une autorité scientifique à une hypothèse ancienne et répandue dans le vulgaire.

De la végétation paludéenne émaneraient des produits chimiques, les miasmes, qui seraient des poisons pour l'organisme humain à la façon du plomb et des vapeurs de mercure. En pénétrant dans l'économie par le poumon, la peau et le tube digestif, ils produiraient une altération du sang, véritable intoxication pouvant être comparée aux intoxications saturnine et mercurielle. Remarquons donc que Boudin propose une pathogénie autre que celle des broussaisiens qui voyaient des troubles nerveux et des phlegmasies à la base des affections endémo-épidémiques. L'idée n'est d'ailleurs pas neuve : Léonard, dès 1833, ayant remarqué la décoloration de la peau chez les paludéens, pensait que « les fièvres étaient dues à une altération du sang par un empoisonnement miasmatique », et Cuvellier (1) en 1840, parle également d'altération sanguine.

La diversité même de la végétation paludéenne dans le monde serait la cause de la diversité des manifestations pathologiques de l'infection palustre selon les pays: fièvres intermittentes, dysenteries, peste, choléra, fièvre jaune, sont en effet considérées par Boudin comme des affections de nature commune, dues chacune à une variété de miasme. Il commet donc la même erreur que les médecins du siècle précédent et que Broussais : nous voilà replongés en pleine confusion. Il a vu, dit-il, en Afrique, « l'intoxication maremmatique, exprimer avec fidélité le choléra de l'Inde, (p. 155) ». C'est ainsi que les fièvres algériennes ont dérouté les médecins français, à cause de leurs associations fréquentes avec la dysenterie, et de leurs formes graves, dont les allures cliniques rappelaient le choléra et la fièvre jaune (pernicieuses algides et cholériformes, rémittentes bilieuses).

Boudin, écrivant dix ans après Antonini, a une idée moins nette que lui de la spécificité des fièvres intermittentes, puisqu'Antonini distinguait celles-ci, dues à la putréfaction des substances végétales des marais, des autres grandes pyrexies produites par des miasmes de nature animale.

Par contre, Boudin distingue le typhus des maladies dites « pestilentielles ». Il ne le confond pas non

(1) Cuvellier. — Remarq. physiol. et médic. sur les Arabes, in Rec. de Mém. etc..., vol. LI, 1840.

Ramazzini disait déjà de son temps : « *talis est sanguinis dispositio qualis est aer quem inspiramus* », constit. épid. urb, 1691, § 10.

plus avec la fièvre typhoïde, au contraire d'Antonini, qui croyait ces deux afections de même nature, puisque, parlant, en 1839, des nombreuses typhoïdes qu'il avait observées à Constantine, il disait que cette maladie n'est qu'un « diminutif » du typhus (1).

On voit qu'en général les idées de Boudin, si elles ont été soutenues avec talent, manquent d'originalité et nous paraissent aujourd'hui avoir perdu de leur intérêt. La force de sa dialectique ne rachète par l'ingéniosité vraiment trop grande de son esprit. On ne remplace jamais l'observation et la pensée par des rapprochements de mots, ni par le jeu des idées.

Cependant, il est, dans son ouvrage, deux questions sur lesquelles il nous faut nous arrêter, ce sont celles des antagonistes du paludisme et du traitement par les arsénicaux.

Les antagonistes du Paludisme (2). — *Paludisme et Tuberculose.* — C'est un fait qui avait été observé par beaucoup d'auteurs, que la phtisie pulmonaire est rare dans les pays à fièvres paludéennes. D'après Boudin, les médecins algériens ne la rencontraient pas souvent. Il dit que, pour sa part, sur 12.853 malades d'Algérie et de Morée, qu'il a soignés, il n'a rencontré que 31 phtisiques, dont 25 l'étaient déjà à leur départ de Marseille. Il cite l'opinion d'un autre médecin militaire de l'armée d'Afrique, Moreau, qui écrivait, en

(1) Antonini. — Rapp. médical, in Rec. de Mém. etc..., vol. L, 1839.

(2) Boudin. — Traité des fièvr. interm., chap. VI.

Cf. aussi : Essai de géogr. médicale, chap. VII, VIII. Paris, 1843.

Cf. Annales d'hygiène. Paris 1857.

1833, que la phtisie est très rare en Algérie et que sa marche se trouve enrayée chez les Européens qu'on y transporte. D'autre part, on la rencontre le plus souvent dans les contrées du pays les moins marécageuses, où il n'y a pas de paludisme. Boudin conclut de ces faits que « l'absorption de la matière pathogénétique des fièvres des marais constitue une immunité contre la diathèse tuberculeuse ». Un même sol marécageux donnerait la fièvre, mais préviendrait et arrêterait la développement de la phtisie.

Nous croyons que ce qui a amené Boudin à formuler ce paradoxe de l'action antituberculeuse du miasme, ce n'est pas tant l'observation des faits, que l'idée qui l'a séduit d'un parallélisme parfait entre « l'intoxication paludéenne » et les empoisonnements par le mercure, le plomb, l'arsénic .Il s'y complait tout au long de son « Traité des fièvres intermittentes ».

Puisque le miasme est un corps chimique, toxique au même titre que le mercure, il sera le poison qui s'oppose à la tuberculose, de même que le mercure est le poison qui s'oppose à la vérole. C'est là la formule qui est impliquée dans le quatrième chapitre de son ouvrage. On saisit ici toute la spéciosité de ses raisonnements. C'est toujours sur de semblables analogies qu'il se base. Après avoir constaté la méthode rigoureusement positive d'un Antonini ou d'un Maillot, il est pénible de voir Boudin revenir à des habitudes d'esprit médiévales.

Nous qualifions la loi de Boudin de paradoxe, parce que, dans son absolue rigueur, elle est en contradiction avec l'observation des faits.

Laënnec, cité par Boudin lui-même, dit qu'il a souvent trouvé à l'autopsie de personnes mortes de fièvre intermittentes, des tubercules assez volumineux dans le poumon. En ce qui concerne l'Algérie, si Boudin prétend avoir visité plusieurs centaines de malades « sans avoir eu l'occasion d'appliquer une seule fois l'auscultation ou la pression des organes respiratoires », Finot, médecin de l'hôpital de Blida, pays de fièvres cependant, note l'extrême fréquence chez les Indigènes, des décès par affections pulmonaires (1). D'ailleurs, pour quiconque a fréquenté les hôpitaux d'Alger et exercé la médecine en différentes contrées de la colonie, c'est un fait malheureusement trop évident que la tuberculose pulmonaire est commune en ce pays malgré le paludisme et qu'elle peut s'y développer chez des sujets paludéens. Il n'y a donc pas, entre les deux affections l'antagonisme que proclamait Boudin.

Mais ceci admis, il est certain que la tuberculose pulmonaire est plus rare en Algérie qu'en France. Les premiers médecins en ont peu rencontré : Casimir Broussais, en 1845, observe, à Alger, 1 tuberculeux sur 116 malades, alors qu'il y en a 1 sur 41 en France;il constate un décès par phtisie sur 20, alors qu'il s'en produit 1 sur 5 à Paris. Il y a donc trois fois moins de tuberculeux et quatre fois moins de morts par tuberculose à Alger qu'à Paris.

Il est certain aussi que les climats d'Alger et de Biskra, par exemple, conviennent à certaines catégories de tuberculeux, ainsi que Costallat l'avait remarqué pour Alger dès 1836, puisqu'il proposait l'établis-

(1) Cf. supra : note (2), page 12.

sement, dans cette ville, d'une maison de santé pour ces malades (1).

Le paludisme n'y est d'ailleurs pour rien. Si l'on veut parler d'un antagonisme entre les deux affections, il ne saurait s'agir, comme dit le Professeur Crespin, que d'un antagonisme d'évolution et non de pathogénie: on pourrait envisager le paludisme chronique comme capable, par son processus sclérosant, de barrer dans certains cas la route à la fonte caséeuse de la phtisie.

C'est à cela seulement que se ramènerait le fameux antagonisme proclamé par Boudin.

Mais il nous faut noter que Périer proposera, en 1847, d'autres explications de la rareté relative de la tuberculose en pays paludéen (2).

D'abord elle tiendrait à ce qu'un terrain argileux est le plus propre à la formation des marais, tandis qu'un terrain calcaire serait nécessaire au développement de la phtisie pulmonaire. Wanner formulait en effet l'opinion que cette maladie est une « pneumonie calculeuse », que les tubercules sont formés par l'introduction de sels de chaux dans l'économie par l'eau d'alimentation. Il est plaisant de rapprocher cette théorie pathogénique de celle qui, de nos jours, considère la transformation calcaire des tubercules comme un processus de guérison et sur laquelle se fonde la thérapeutique mise à la mode par le Docteur Ferrier, sous la forme de l'absorption de sels de chaux.

Une autre explication que donne Périer, est d'un

(1) Crespin. — Les doctrines des anciens médecins de l'Algérie, p. 10.

(2) Périer. — De l'hygiène en Algérie, II, append, p. 166.

observateur avisé : la phtisie, dit-il, atteint surtout les jeunes gens et les adultes débiles; mais le paludisme supprime d'avance ce terrain propice au développement de la tuberculose, en tuant dès l'enfance les individus peu résistants; il opère ainsi une sélection naturelle (1).

Paludisme et dothiénentérie. — Le second antagonisme signalé par Boudin, est celui de l'intoxication paludéenne et de la dothiénentérie. Il n'a pas observé un seul cas de fièvre typhoïde en Morée, il n'en a jamais vu parmi les indigènes d'Algérie, et il ne l'a rencontrée en Afrique chez les Européens, que sur des jeunes gens nouvellement débarqués et qui paraissaient avoir quitté la France dans la période d'incubation de la maladie. Il reproche donc à Maillot d'avoir dit que les fièvres pseudo-continues malignes, pouvaient devenir typhoïdes. Non seulement il n'y a aucun rapport entre ces deux affections, mais elles s'excluent absolument l'une l'autre, affirme Boudin.

Il proclamait là, on le voit, une vérité importante : paludisme et dothiénentérie sont affections différentes. Mais il n'est pas le premier à l'avoir reconnu, et cette fois encore, il va jusqu'au paradoxe : les deux maladies ne s'excluent pas, tant s'en faut ! Rien n'est moins rare en Algérie, pays de paludisme, que la fièvre typhoïde ; de nombreux auteurs, parmi les médecins algériens, l'ont reconnue et signalée ; de nos jours, nous la rencontrons très communément, tant dans le bled que dans les villes, tant dans la population indigène que dans l'européenne (2). Il y a si peu

(1) Périer, *ibid.* I, p. 54.

(2) Toutefois elle paraît un peu plus rare chez les indigènes que chez les européens.

d'antagonisme entre les deux affections, que bien avant l'apparition du Traité de Boudin, Michel Lévy avait signalé leur association (1) et que deux médecins militaires algériens, Kelsch et Kiener (2) pourront, plus tard, tracer le tableau des symptômes de la fièvre typho-malarienne. Mais si Boudin n'a pas rencontré plus souvent la dothiénentérie, c'est que probablement il l'a confondue avec le paludisme ; nous avons vu, en effet, combien l'erreur était facile à commettre, à cause des formes de dothiénentérie à marche irrégulière, à symptômes hépatiques et biliaires, que l'on rencontre en Algérie.

De l'antagonisme formulé par Boudin, entre l'intoxication paludéenne et la fièvre typhoïde, on peut donc dire qu'il ne reste rien.

La thérapeutique arsénicale. — La question du traitement arsénical du paludisme n'était pas nouvelle lorsque Boudin en aborda l'étude. En Angleterre, Fowler et Pearson avaient mis en œuvre cette méthode thérapeutique, mais en France, l'arsénic était tombé dans le plus grand discrédit, parce qu'on le considérait comme un médicament dangereux. Boudin entreprend de le réhabiliter en un éloquent plaidoyer, où il soutient que les préparations arsénicales constituent un médicament de premier ordre. Elles augmentent l'appétit, peuvent rendre de très grands services dans la syphilis, dans les maladies de peau,

(1) Michel Lévy. — in Rec. de Mém. etc..., vol. XXXVI, p. 321.

(2) Kelsch et Kiener. — Traité des malad. des pays chauds.

mais surtout dans les fièvres intermittentes, où elles agissent comme fébrifuges, pouvant remplacer la quinine, dont le prix de revient est élevé. Elles réussissent là même où la quinine a échoué. L'essentiel est de les administrer à une dose non toxique et cependant suffisante. Voici comment il donne l'arsénic : il fait d'abord vomir le malade, puis administre l'acide arsénieux en plusieurs prises, dont la dernière deux heures au moins avant l'accès. Il commence par une forte dose, 5 et quelquefois même 10 centigrammes par 24 heures, puis diminue graduellement jusqu'à 5 milligrammes et même un milligramme. Il continue ce traitement pendant un temps plus ou moins long, selon l'ancienneté de la maladie, tout en ayant soin de prescrire une alimentation substantielle qu'il considère comme indispensable au relèvement des forces.

Nous sommes bien loin, n'est-il pas vrai, de la thérapeutique broussaisienne : plus de stimulants, plus d'antiphlogistiques, plus de régime adoucissant ! On cherche maintenant à couper la fièvre, à exciter l'appétit et les fonctions de nutrition. Malheureusement il apparaît aujourd'hui que Boudin exagérait lorsqu'il attribuait à l'acide arsénieux une valeur égale et même supérieure à celle de la quinine, et souhaitait qu'il se substituât à elle, à cause du prix trop élevé du spécifique péruvien. L'arsénic n'est pas un fébrifuge capable de couper les accès francs. Il paraît agir seulement dans le paludisme chronique sur ces poussées fébriles irrégulières, qu'il faut attribuer sans doute à quelque affection surajoutée, plutôt qu'à l'hématozoaire lui-même. Mais c'est surtout comme excitant de l'appétit et tonique général qu'il rend des services dans les cas de chronicité (1).

Enfin Boudin employait des doses trop élevées, qui risquaient fort de produire des accidents d'intolérance. Ceci est d'autant plus étonnant que lui-même reconnaît l'efficacité des très petites doses d'acide arsénieux : un demi-milligramme en une seule prise aurait suffi à faire disparaître radicalement des fièvres algériennes rebelles à la quinine et au changement de climat (?).

Quoiqu'il en soit, il reste pourtant à Boudin le mérite d'avoir réhabilité l'arsénic dans l'esprit des médecins français. Si, de nos jours, l'acide arsénieux a été à peu près délaissé parce qu'il est mal toléré par l'organisme, l'arséniate de soude est encore d'un usage courant, et on sait quels succès ont été obtenus depuis quelques années, avec les préparations à base d'arsénic, dans la thérapeutique de la syphilis et des infections à parasites protozoaires en général.

Par ce qui précède, on se rendra compte que l'œuvre de Boudin a été considérable, qu'il a remué, à propos de la question du paludisme une foule d'idées, mais que ces idées, faute de s'appuyer toujours sur une observation rigoureuse et d'avoir été soumises à une suffisante critique, sont, pour la plupart, restées de simples vues de l'esprit, ingénieuses, subtilement défendues, mais sans fondement dans le réel. La postérité a dû réformer tous les jugements de Boudin, et il ne lui reste aujourd'hui que le mérite d'avoir attiré l'attention des médecins sur la question si obscure et si difficile de l'étiologie des fièvres.

---

(1) Cf. Crespin, Précis du Paludisme, p. 272.

Différenciation des maladies endémiques et élargissement de la théorie palustre.

Si la théorie de l'intoxication palustre devait séduire en France beaucoup d'esprits, la plupart des médecins algériens ne partagèrent pas les idées de Boudin. Loin de revenir à la confusion ancienne des « maladies pestilentielles », ils tendaient de plus en plus à établir entre les affections du pays, une distinction clinique et même étiologique, et en même temps, ils réagissaient au nom des faits contre ce que la théorie avait de trop étroit, quand elle prétendait faire de la seule intoxication marécageuse, l'origine de la malaria. Telles sont les deux tendances de cette période, elles constituent un réel progrès dans les idées.

Séparation des affections endémiques.— Les broussaisiens ne séparaient pas la dysenterie des fièvres algériennes, pas plus qu'ils n'en distinguaient la dothiénentérie. Non seulement ces affections relevaient pour eux des mêmes causes, mais elles s'engendraient aussi l'une l'autre suivant les modalités des lésions circulatoires viscérales. Il s'agissait dans tous les cas de fièvres à manifestations diverses, céphalalgiques, dysentériques et hépatiques, selon que « l'influence régnante » déterminât une gastro-céphalite, une gastro-colite, ou une gastro-hépato-colite. On employait même le terme de « dysenterie intermittente ».

Antonini, par exemple, dans son essai de classification des affections malariques (1), range les

(1) Antonini. Monard. — Considérat. sur fièvre interm. d'Alger, in Rec. de Mém. etc..., vol. XXXV.

diarrhées et les dysenteries sous le nom d'entéro-colites, parmi les fièvres périodiques simples. Quand l'irritation intéresse le système nerveux central, il se produit de la fièvre avec céphalalgie, c'est le syndrôme de la gastro-céphalite. Mais s'il arrive qu'elle se porte sur l'intestin grêle et le colon, les accès disparaissent et l'entéro-colite diarrhéïque ou dysentérique est constituée. Quand le mieux se produit, les accès fébriles peuvent à nouveau réapparaître. L'hépatite n'est également qu'une localisation anatomique pouvant s'accompagner aussi bien de périodicité fébrile que de dysenterie. Il décrit des intermittentes avec diarrhée sanguinolente, ulcérations du gros intestin et abcès du foie. Lui qui, par ailleurs, est si personnel, est ici pur disciple de Broussais.

C'est seulement vers 1842 qu'une distinction clinique entre les fièvres et la dysenterie commence à s'établir. Jusque-là, on ne s'occupait que des fièvres intermittentes, parce qu'on ne voyait qu'elles, toujours et partout, mais maintenant, on se met à étudier la dysenterie pour elle-même. La pacification du pays se produit peu à peu, les misères de l'état de guerre cessent pour le soldat, on commence à coloniser, à entreprendre les grands travaux qui nécessitent un bouleversement du sol. Il en résulte que le nombre des dysenteries va en diminuant, tandis que celui des fièvres augmente avec le défrichement. Les deux affections sont donc indépendantes et diffèrent non seulement d'allure clinique, mais aussi de nature. Par degrés, on s'achemine vers une séparation absolue.

Laveran, tout en attribuant aux fièvres intermittentes et à la dysenterie une même origine, le poison marécageux, en fait deux maladies nettement différentes.

La même année, Finot sait distinguer des fièvres. la typhoïde, la dysenterie et l'hépatite.

Haspel ne les confond pas non plus cliniquement, mais, dans son Traité des « Maladies de l'Algérie » (1850), il croit encore, comme Boudin, que le miasme palustre est l'agent unique des deux affections. Il pense que l'hépatite congestive peut être produite indifféremment par la dysenterie ou par des accès répétés de fièvre intermittente (1).

Pourtant, avec lui, la question s'éclaire, au moins sur un point : il est le premier des médecins algériens à rattacher les suppurations du foie à la seule phlegmasie du gros intestin.

Avec Catteloup (2), la distinction devient plus nette encore entre paludisme et dysenterie. « Les principes qui développent, par ailleurs, des fièvres intermittentes souvent mortelles, dit-il, n'existent point dans la province d'Oran ». En revanche, la dysenterie y est la maladie dominante et de beaucoup la plus meurtrière. Elle produit l'hépatite suppurée, alors que l'hépatite congestive est plutôt le fait de la malaria. L'auteur a toujours vu les abcès du foie compliquer la dysenterie, mais jamais les fièvres. Cliniquement, la part est faite désormais aux deux affections.

C'est J.-N. Périer (3), qui, le premier, bien qu'appartenant à l'école de Boudin, formule l'hypothèse

(1) Haspel. — Maladies du foie en Algérie, in Rec. de Mém. etc..., vol. LV et LVIII.
Haspel. — Maladies de l'Algérie, 1850.

(2) Catteloup. — Coïncid. de l'hép. et des abcès du foie avec diarrhées et dysenterie dans la province d'Oran. Rec. de Mém. etc..., vol. LVIII, 1845.

(3) Périer. — De l'hygiène en Algérie, II, Appendice.

d'une distinction étiologique (1847). Il y a, dit-il, surtout des fièvres dans la province d'Alger, et surtout des dysenteries dans celle d'Oran. Pourquoi cette différence ? Il l'ignore, mais croit pouvoir mettre en cause, dans la province d'Oran, l'eau, et dans celle d'Alger, l'air palustre. « Il est permis de penser que lorsque les eaux sont malsaines, et que l'air est comparativement meilleur, l'effet morbide se traduit plutôt à la surface intestinale, tandis que les fièvres résulteraient plus spécialement de l'infection par l'atmosphère (p. 142) ». Plus loin, il signale qu'il serait intéressant pour l'étude de l'étiologie du paludisme, de rechercher le rôle de « l'élément organique animal et même des insectes à l'état de miasme vivant, qui peuvent exister dans l'air palustre, (p. 156) ». Sans doute, il croit qu'un même miasme produit les deux maladies, mais n'y a-t-il pas dans ces passages, comme une intuition heureuse de l'origine et de la pathogénie, différentes de l'une et de l'autre ? N'a-t-il pas vu que la dysenterie était le fait de l'eau de boisson et les fièvres le fait de l'air palustre ?

C'est à cette même époque, d'ailleurs, que F. Jacquot (1) arrive à dégager définitivement la malaria de ses apparentes connexions avec les autres maladies de l'Algérie. Jacquot s'intéresse plus à l'analyse des causes qu'à l'observation clinique : il sépare les fièvres de la dysenterie, parce qu'elles n'ont pas les mêmes foyers épidémiques, parce que leurs recrudescences saisonnières ne coïncident pas exactement,

(1) F. Jacquot. — Recherch. sur les caus. des fièv. à quinq. et mém. présenté à l'Académ. de méd. en 1846. Gaz. méd. de Paris, 1848.

parce que la fièvre paludéenne existe d'une façon permanente, tandis que la dysenterie, par moments, semble disparaître, et par moments, éclate en vastes épidémies, augmente avec l'état de guerre et diminue pendant la paix. Il en conclut que ce sont deux maladies de nature toute différente. Il sépare d'ailleurs la malaria, non seulement de la dysenterie, mais encore des autres pyrexies des pays chauds. S'élevant contre la théorie de l'intoxication paludéenne, il affirme que le paludisme est dû à un agent spécifique qu'il croit d'origine tantôt palustre, tantôt climatique et tantôt mixte, mais non plus à ce miasme banal auquel Boudin, attribuait les fièvres, la dysenterie, la peste, le choléra et la fièvre jaune.

C'est ainsi que peu à peu, de la confusion primitive, se dégage la notion de spécificité morbide. Comme le disent Kelsch et Kiener, « avec Jacquot, la rupture entre la malaria et la dysenterie hépatique est désormais acquise à la science ». La spécificité des fièvres de malaria est proclamée. Elle sera bientôt admise d'une façon définitive.

Si l'on ajoute qu'un peu plus tard, Jacquot eut aussi le mérite d'étudier le paludisme dans ses rapports avec la dothiénentérie, et de reconnaître les formes d'association que Torti appelait fièvres proportionnées, on se rendra compte que, vers le milieu du siècle, les médecins algériens en étaient arrivés à séparer complètement les unes des autres les grandes affections endémiques du pays.

Elargissement de la théorie palustre. — Pendant que s'accomplissait cette différenciation de la malaria, il se produisait à la lumière des faits un élargissement de la théorie palustre de Boudin.

A mesure que l'armée et la colonisation avaient pénétré dans les régions montagneuses de l'Algérie, on avait constaté que les fièvres se retrouvaient un peu partout, même dans les contrées élevées, dépourvues de marais et de rivières dormantes. Si la maladie était endémique dans les plaines marécageuses, et si ses formes graves se manifestaient là surtout, il fallait pourtant reconnaître, qu'il existait aussi une influence tellurique et non plus uniquement palustre : en fait, des cas de fièvre se rencontraient partout où on touchait à la terre, surtout lorsqu'on venait à remuer un sol abandonné jusque-là sans culture. « Qui creuse la terre, creuse sa tombe », disait l'adage populaire.

De même, il fallait bien admetre quelque influence saisonnière, puisque, régulièrement, les chaleurs de l'été amenaient une recrudescence que la mise à découvert par l'assèchement, d'une prétendue végétation paludéenne ne suffisait pas à expliquer. Le problème apparaissait dès lors comme beaucoup plus complexe que l'avait vu Boudin.Chacun trouvait dans son expérience personnelle toutes sortes de raisons d'être éclectique et de ne pas admettre que le marais fût la seule origine du miasme. Les médecins de cette époque eurent à agiter des questions d'une complexité telle, que de nos jours encore, elles ne sont pas résolues d'une façon définitive. Toutefois, nous prétendons montrer qu'ils atteignirent à des résultats pratiquement suffisants. N'avaient-ils pas à faire œuvre de praticiens plutôt que de savants ?

L'année même où paraissait le Traité de Boudin,

Finot (1), médecin de l'hôpital de Blida, publiait un important mémoire, dans lequel il remarque que le nombre des affections endémo-épidémiques décrit un cercle annuel, dont le maximum correspond au mois de septembre, et le minimum au mois de février environ. C'est seulement l'été qu'il constate des fièvres de première invasion; l'hiver, il ne se produit que des récidives. De plus, l'auteur a l'idée heureuse et nouvelle en Algérie, d'étudier l'influence des professions sur les maladies. Par des statistiques nombreuses et très complètes, il se rend compte que les gens de la campagne sont plus atteints que les citadins, que le mal frappe surtout les terrassiers, les cultivateurs, les jardiniers, les faucheurs de foins, tous ceux, en un mot, qui touchent à la terre. Placé à proximité de la plaine marécageuse et de la montagne, il remarque qu'on peut contracter la fièvre aussi bien dans celle-ci que dans celle-là, pourvu que ce soit pendant la période des chaleurs. Il en cite un cas probant : on construit une route au sein de l'Atlas, pour atteindre Médéa. « 4.000 hommes prennent part aux travaux pendant août et septembre, ils tombent tous malades. 1.800, en quarante-sept jours, entrent à l'hôpital de Blidah et donnent lieu à une forte mortalité.Dans l'hiver de la même année, 4.000 hommes aussi viennent travailler au fossé d'enceinte, de Blidah à Coléah, au milieu des marais même de la Metidja, et le nombre des entrants à l'hôpital en est à peine augmenté, (p. 139) ».

Il en faut conclure, pense avec raison Finot, que le

---

(1) Finot. — Compte rendu du serv. de santé de l'hôp. Blida, in Rec. de Mém. etc..., vol. LVI, 1842.

miasme se dégage non seulement des terres basses et marécageuses, mais aussi de toute « terre vierge » que l'on vient à remuer sous certaines conditions de chaleur, même dans des contrées élevées et dépourvues de marais. « Partout où il y a des marais, il y a production de fièvres intermittentes, pourtant il y a des fièvres intermittentes qui reconnaissent des causes étrangèes à l'influence paludéenne ».

Cette formule de Finot exprime l'opinion de la plupart des médecins de l'époque.

C'est l'avis de Brugière (1), qui, observant à Miliana, outre la dysenterie, de nombreux cas de paludisme, ne peut croire à l'influence de la plaine marécageuse du Chélif, située à 600 mètres au-dessous de la ville et distante de plus de deux lieues. De même Rietschel remarque que Médéa, au sein de ses hautes montagnes, n'a point de marais et que cependant les fièvres d'accès s'y développent chaque année (2).

Toutes ces observations éloignent de plus en plus les esprits de la rigueur de la théorie palustre, mais bientôt Périer fait faire un nouveau pas à cette étude des conditions d'élaboration du miasme. Il reconnait, comme Finot, que le sol inculte, que la terre fraîchement défrichée, sont capables de dégager l'élément morbifique sous l'influence de la chaleur, mais il ajoute qu'il faut toujours, en outre, certaines conditions d'humidité. Il est le premier en Algérie, à avoir mis ce facteur en pleine lumière.

---

(1) Brugière. — Notice médic., etc., in Rec. de Mém. etc. ., vol. LVI, 1846.

(2) Rietschel. — Note sur topogr. médic. de Médéa, in Rec. de Mém. etc..., vol. LV., p. 180.

S'il n'est nullement nécessaire qu'il existe un marais caractérisé, un marais-type, comme dira un peu plus tard Jacquot, en soutenant la même idée, toute superficie terrestre poreuse avec une couche d'argile imperméable au-dessous, réalise un sol gras et humide, bon pour la culture, mais capable aussi d'engendrer les fièvres, (p. 168). C'est là précisément le cas de beaucoup de contrées d'Algérie.

En dehors même de ces conditions géologiques, toute terre humectée abondamment par les fortes rosées nocturnes et les pluies passagères de l'automne, alors que la chaleur se fait sentir encore, que le soleil darde après les averses, ne peut-elle pas donner naissance au miasme? Ainsi s'expliqueraient l'abondance et la gravité spéciale des maladies du début de l'arrière-saison, lorsqu'il fait encore si chaud et pourtant déjà humide. « Igitur, avait dit, avant lui, Celse, autumnus longe periculosissimus (1) ».

On n'a pas assez remarqué, croyons-nous, qu'avant les ingénieuses démonstrations de Jacquot (1855) (2), Périer a insisté (1847) sur cette nécessité de l'humidité du sol. Sa conclusion est que, même dans des contrées sans marécages, « avec l'aide de la chaleur et de l'humidité, les émanations humatiles sont capables, à elles seules, de développer les fièvres (p.164) ».

Mais il est un autre facteur pathogénique qu'indique l'auteur, c'est l'eau de boisson insalubre. Jusqu'à ce jour, il n'avait que fort peu attiré l'attention des médecins algériens, bien qu'Hippocrate et Pringle

(1) Celse — De médicin. lib., II, cap. I.

(2) Jacquot. — De l'origine miasmat. des fièv. endémo-épidémiques.

l'eussent signalé dans leurs écrits (1). « Envisageant la question spéciale de savoir si l'usage intérieur d'eaux corrompues peut engendrer les fièvres intermittentes, dit Périer, nous ne douterons pas qu'elle ne doive être résolue affirmativement ».

Hâtons-nous de dire que, de nos jours, depuis la découverte du rôle de l'anophèle, cette opinion n'a plus beaucoup de partisans. On a tendance à tout rapporter au moustique. Cependant de fort bons esprits, des observateurs avisés, croient encore à l'infection possible par l'eau de boisson. Ne pourrait-il pas s'y trouver quelque forme de résistance inconnue de l'hématozoaire? « Adhuc sub judice lis est ». Notre rôle n'est pas d'en décider.

Telle est la progression qu'ont suivie les médecins de l'Algérie dans leurs recherches sur les causes du paludisme : au début, ils attribuent le mal au climat du pays, à l'état de guerre, à la dépression morale; mais Antonini, puis quelques autres, indiquent déjà le rôle des marais. Avec Boudin, l'infection marécageuse passe au premier rang, il l'appelle intoxication, et l'influence du climat n'apparaît plus que comme cause indirecte. Puis d'autres, Finot surtout, montrent que les contrées montageuses et dépourvues de marécages, peuvent aussi, dans certaines conditions, engendrer des fièvres intermittentes. C'est enfin Périer qui insiste sur l'importance de l'élément eau et proclame que le sol inculte, l'humidité et la cha-

---

(1) Hipprocrate. — De aer. aq. et loc. t. I, § 29-30.

Pringle. — Observ. sur les malad. des arm. tr. franç.. 1793, p. 3-4.

leur, forment la triade indispensable à la genèse de l'agent pathogénique de la malaria.

III. Conséquences pratiques de ces études Prophylaxie du paludisme par l'assaissement et l'hygiène

---

Nous sommes aux environs de 1850. Les armes françaises ont fini par avoir raison de la résistance héroïque des Berbères. Abdel-Kader est pris, toute la Régence, sauf la Kabylie, est conquise, depuis Alger jusqu'à Zaatcha. Les travaux de la paix et de la colonisation vont succéder aux expéditions militaires.

Cette même époque marque également une date dans l'histoire de la médecine française en Afrique. Nous avons vu que la séparation s'est faite entre chacune des grandes affections de l'Algérie. Sans doute l'ère des études étiologiques du Paludisme est loin d'être close, sans doute les médecins algériens se rendent compte que beaucoup de choses leur échappent encore; avec modestie, ils répètent le « Quid est divinum in morbis », du Maître de Cos et avouent que le miasme est un mot cachant une ignorance (1). Pourtant ils sont en possession de données très importantes du problème du paludisme, leurs recherches ont

---

(1) Antonini. — *Loc. cit.*, in Rec. Mém. etc..., t. XXXV. 1833.

Finot. — *Loc cit.* in Rec. de Mém. etc..., t. LVI.

fini par aboutir au résultat tout partique qu'ils poursuivaient.

Ils ont reconnu que la cause du mal n'était pas le climat même de l'Algérie, que les hommes seraient impuissants à modifier, mais, comme le dit Jacquot, « des *accidents* que l'homme, par les labeurs et par son intelligence peut amoindrir et même détruire entièrement (3) ; et ils sont arrivés à une formule qui est celle même qu'exprimera de nos jours l'illustre médecin de Constantine, à qui l'on doit la découverte de l'agent pathogénique des fièvres : « Pour faire du paludisme, dira-t-il en effet, il faut de la terre, de l'humidité, de la chaleur (1). Avec cela ils en savent assez pour concevoir une méthode rationnelle d'assainissement du pays, basée sur l'assèchement des marais, les travaux d'hydrologie, et la mise en valeur du sol.

Une ère nouvelle va s'ouvrir dans l'histoire médicale aussi bien que dans l'histoire politique et économique de l'Algérie. Si grand qu'ait été le rôle des médecins durant ces années de conquête, ils apporteront à l'œuvre de colonisation qui s'élabore un concours encore plus important. Alors que la thérapeutique avait été jusqu'à ce jour leur seule arme contre le paludisme, la longue et patiente analyse des causes à laquelle ils se sont livrés depuis dix ans, les a mis sur la voie d'une prophylaxie. C'est une arme qui sera bien plus efficace que l'ancienne, puisqu'elle

(1) A. Laveran. — Paludisme, in Traité Brouardel et Gilbert, t. V.

(3) Jacquot, *loc. cit.;* Cf. aussi : De la colonisat. et de l'acclimat. en Algérie, par Jacquot et Topin, Paris, 1849, p. 35.

tendra non plus à guérir, mais à prévenir l'apparition du mal. Dès la fin de la période qui nous occupe, ils ont vu l'œuvre à accomplir : l'hygiène et le travail de colonisation leur apparaissent comme les meilleurs instruments de lutte contre la malaria, en même temps que comme des facteurs capitaux de la prospérité de la nouvelle terre française.

Le beau travail du médecin militaire Périer (1), que le Gouvernement général publiait en 1847, se présente comme la conclusion pratique de toutes les recherches des années précédentes et, en quelque sorte, comme le code sanitaire algérien de l'époque. Il fixe les résultats thérapeutiques obtenus, mais insiste surtout sur la nécessité des entreprises d'hygiène publique dans ce pays que les armes françaises viennent d'ouvrir à la civilisation. « L'hygiène, dit-il, est le premier élément de notre progrès en Algérie », elle est « la loi politique de toutes les colonies ». Ce n'est pas seulement une nécessité pour l'armée en campagne, il faut qu'elle pénètre partout où s'installent les colons et que les indigènes eux-mêmes voient en ses bienfaits la justification de notre conquête.

Les mesures d'hygiène publique à prendre en Algérie comprennent : 1° le dessèchement des marais; 2° le captage, la protection, l'adduction et l'épuration des eaux d'alimentation; 3° la mise en culture des terres vierges.

1° Bien avant lui, certes, on se rendait compte qu'il faudrait assainir les plaines marécageuses par le dessèchement, mais on y entrevoyait de telles difficul-

(1) Perier. — **De l'hygiène en Algérie, 2 vol., in Explor. scientif. de l'Algérie, 1847.**

tés et de tels dangers, qu'on préférait, comme le faisait Antonini en 1833, conseiller de les abandonner pour se retirer sur les hauteurs. Cette Mitidja qui, par son insalubrité et sa désolation, constituait, aux yeux des premiers médecins un rempart naturel que les rebelles n'oseraient jamais franchir, Périer veut qu'on la dessèche, qu'on la draîne et qu'on la cultive. Il entrevoit pour elle le plus bel avenir : « la fièvre n'y règnera plus et elle nourrira un million d'hommes ».

S'il lui était donné aujourd'hui de parcourir ce vaste éden, aux horizons harmonieux et doux, aux superbes demeures, aux cultures si riches et si variées, il verrait sans étonnement la réalisation de son rêve. Quelle devait être la foi de ces premiers pionniers, qui, devant un tel néant, osaient prévoir une telle félicité !

Périer propose de n'employer à ces travaux pénibles et périlleux, que les condamnés, les disciplinaires et les indigènes, à l'exemple de ce que faisaient les Romains. Mais il faut prendre soin de ne les faire travailler qu'en hiver et dans le milieu du jour, il faut les protéger par des frictions huileuses qui, dit-il, ont le double avantage de préserver de l'action des miasmes et des piqûres des moustiques, et par l'établissement de fours en terre produisant d'épaisses fumées, qui forment un rempart entre les travailleurs et le foyer d'insalubrité.

2° Il insiste particulièrement sur le problème de l'eau potable. Il indique la façon de la découvrir, les lieux où elle est la meilleure, les qualités d'une bonne eau, qui ne doit être ni stagnante, ni trop riche en sels. Il propose d'employer les troupes à découvrir et protéger les sources, amener leur eau par des canalisations et des travaux d'art appropriés, jusque dans les villes et les camps, creuser et endiguer les rivières, épurer les eaux en les faisant filtrer sur plusieurs lits de sable, ou encore à travers une couche de charbon concassé. Ces travaux ne seront pas seulement utiles au bien-être général, ils seront aussi « un élément de moralisation, de force et de santé, de satisfaction même, pour les troupes, quand ils auront lieu sous la sauvegarde de l'hygiène ».

3° Mais l'œuvre capitale à accomplir, c'est le défrichement du sol, car « cultiver c'est assainir » et « quand la terre ne nourrit pas, elle tue (I, 30, II, 165) ». L'assainissement va de pair avec la colonisation : partout où la terre a cessé d'être cultivée, les grandes endémies sont apparues, partout, au contraire, où le génie du travail a fécondé le sol, avec la civilisation se sont établis le bien-être et la santé. L'auteur se plaît aux vastes considérations de la philosophie de l'histoire, il passe en revue les peuples de tous les temps. Ce sont les Egyptiens qui, par leur activité, firent du bassin du Nil, pourtant si marécageux, le pays le plus salubre du monde. C'est l'ancienne Grèce, si riche de son climat près de la Grèce actuelle. C'est l'Espagne des Maures, si fertile et peuplée, foyer d'où la civilisation et la science se répandirent sur l'Europe, comparée à l'Espagne inculte, misérable et arriérée, telle que le christianisme de l'Inquisition l'a faite.

L'Algérie, elle aussi, fut autrefois riche et saine, parce que les Romains avaient su imposer leur domination aux Berbères, coloniser le sol, le féconder de leur génie. Aujourd'hui, après de longs siècles, les Français sont venus reprendre leur œuvre de civilisation latine. Avec la pelle et la charrue, ils relèveront toutes les ruines que Rome a laissées en Afrique; par le travail, ils feront de ce pays une colonie florissante et salubre, le berceau d'une société nouvelle. Mais on n'atteindra ces résultats qu'en ayant soin « d'allier toujours la politique et la science médicale dans la conduite des choses et des hommes ».

CONCLUSION

Nous avons essayé de rendre compte le mieux possible de l'œuvre considérable et diverse des premiers médecins d'Algérie. Et pourtant il est encore quelques détails intéressants que nous n'avons pas pu faire rentrer dans le cadre de cette étude.

Nous avons voulu montrer quelle énergie les médecins ont déployée dans leur lutte contre un mal qui désolait depuis longtemps le pays et s'était abattu sur nos soldats et nos colons. Si occupés qu'ils fussent à la combattre, ils trouvèrent encore le temps d'être des historiens, des poètes et des savants.

Parce qu'ils ont observé les faits avec intelligence, ils sont sortis d'une fausse voie, où l'enseignement officiel avait égaré un moment la science médicale ; ils sont parvenus à différencier les maladies du pays, à reconnaître la spécificité du paludisme, à fixer une thérapeutique et un prophylaxie à l'aide desquelles ils ont triomphé du fléau.

Même lorsqu'ils ont fait œuvre de savants, ils sont toujours restés des praticiens. Travaillant pour l'armée et les colons, pour l'avenir de l'Algérie, le but constant de leurs études a été de réaliser l'assainissement du pays.

Nous avons pris plaisir à suivre, à travers ces vingt années de conquête, leur action bienfaisante et leurs recherches fécondes. Nous nous sommes fait cette conviction qu'ils ont porté très haut l'honneur de notre profession et que les jeunes générations de médecins algériens, ne sauraient s'inspirer de meilleurs modèles. Pendant que la domination de la France s'imposait en ce pays par la force des armes, ils l'ont conquis, eux, sur la maladie et la mort, par le travail, la patience, le dévouement; ils y ont acclimaté la Science modeste et laborieuse, jeté les premières assises de cette jeune Ecole médicale algérienne qui, bientôt, sera l'égale des meilleures de la Métropole.

Telle est l'œuvre des médecins militaires français du temps de la conquête.

Nous avons essayé de l'apprécier en nous reportant directement à leurs mémoires et à leurs ouvrages, sans pour cela négliger l'opinion de Maîtres plus compétents que nous en cette matière. Si nous avons dû revenir sur quelques jugements généralement admis, nous croyons les avoir toujours consciencieusement discutés. Nous avons pu nous tromper, mais nous n'avons jamais cessé d'être de bonne foi. On nous jugera.

Vu :
Le Président de thèse,
J. Crespin.

Vu : *Le Doyen,*
Curtillet.

VU ET PERMIS D'IMPRIMER

Alger, le 25 avril 1914.

Le Recteur,
E. Ardaillon.

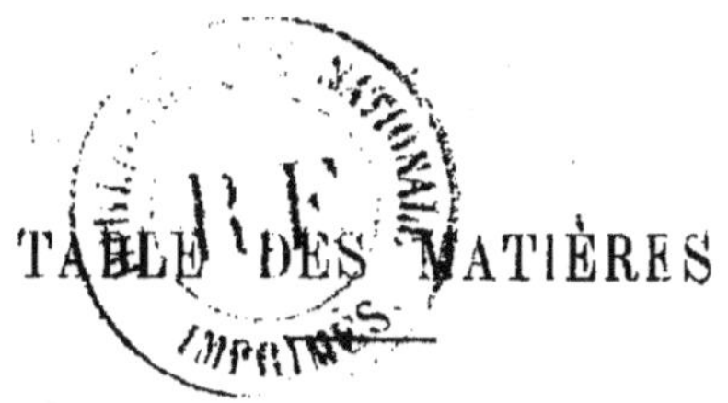

TABLE DES MATIÈRES

IMP. F. MONTÉGUT. — AGHA-ALGER (TÉL. 8-63)

www.ingramcontent.com/pod-product-compliance
Lightning Source LLC
LaVergne TN
LVHW020031170826
845678LV00001B/214

* 9 7 8 2 3 2 9 7 2 9 8 6 2 *